DÉLIRES ET MODÈLES

Études de psychiatrie

Collection Psychanalyse et Civilisations
Série Trouvailles et Retrouvailles
dirigée par Jacques Chazaud

Renouer avec les grandes œuvres, les grands thèmes, les grands moments, les grands débats de la Psychopathologie, de la Psychologie, de la Psychanalyse, telle est la finalité de cette série qui entend maintenir l'exigence de préserver, dans ces provinces de la Culture et des Sciences Humaines, la trace des origines. Mais place sera également donnée à des Essais montrant, dans leur perspective historique, l'impact d'ouverture et le potentiel de développement des grandes doctrines qui, pour faire date, continuent de nous faire signe et nous donnent la ressource nécessaire pour affronter les problèmes présents et à venir.

Dernières parutions

Cryptes et fantômes en psychanalyse, P HACHET, 2000.
Vie mentale et organisation cérébrale, C. J. BLANC, 2000.
Psychothérapies de psychotiques, C. FORZY, 2000.
Une psychiatrie philosophique : *l'organo-dynamisme*, P. PRATS, 2001.

Thierry TRÉMINE

DÉLIRES ET MODÈLES

Études de psychiatrie

L'Harmattan
-7, rue de l'Ecole Polytechnique
75005 Paris
FRANCE

L'Harmattan Inc.
55, rue Saint-Jacques
Montréal (Qc)
CANADA H2Y 1K9

L'Harmattan Hongrie
Hargita u. 3
1026 Budapest
HONGRIE

L'Harmattan Italia
Via Bava, 37
10214 Torino
ITALIE

ISBN : 2-7475-0721-1

Pour une pragmatique des modèles en psychiatrie

Nous conviendrons qu'il était devenu, depuis longtemps, difficile pour le clinicien de se référer à une configuration générale des savoirs, de distinguer une épistémè dans l'ambiance générale ; Michel Foucault avait lui même abandonné le terme [10].Bien que plus restreinte, la notion pratique de paradigme, ordonnant pour un temps les possibilités de la connaissance, est devenue récemment moins évidente à saisir [21].
L'éclectisme apparent des références contemporaines semble s'être mieux accommodé du terme modèle, certes plus incertain et lié à l'hypothèse de recherche, mais éloigné d'un corpus de savoir contraignant. Ce n'est pas un choix, mais un constat.

Les divers articles qui vont suivre n'ont pas l'ambition de relever une nouvelle épistémè ou des paradigmes opérants. L'évolution naturelle vers la dispersion des savoirs et des savoir-faire rend nécessaire une réflexion sur qui se passe *hic et nunc*, dans l'acte clinique. Il s'agit donc ici d'études sur les *transactions de savoir*, que celles ci interviennent entre le praticien et son patient, dans un délire à deux, ou entre patient et média, praticien et système théorique.
Les différents niveaux que nous venons d'énoncer ne sont pas distingués, puisque la réflexion porte sur des mécanismes qui leurs sont communs. Nous préférons nous intéresser à des mécanismes partiels de constitution des *modèles* en psychiatrie, dans leur relativité, leurs aspects éclatés ou, par bonheur, leur congruence. L'originalité de ces développements n'est guère assurée ; leur présence n'est même pas particulière à la psychiatrie ; ils empruntent à la logique de formation des concepts dans les sciences et probablement plus encore aux figures du discours, dont Pierre Fontanier proposait, en 1830, une recollection taxinomique, inégalable et poétique [8].

Ce choix nous amène à délaisser pour un temps ce que l'on pourrait appeler l'infrastructure des modèles. Ne pas trop se soucier du poids de l'économique ou du politique, ou même de la découverte scientifique lors des processus de modélisation, pour s'intéresser d'abord aux matériaux de leur construction, ne veut en aucun cas dire qu'il s'agit d'un jeu sans dessein. Simplement, certains processus conceptuels sont naturels à la psychiatrie ou, pourrions nous dire de façon plus *fashion,* aux relations entre « bio, psycho et social ». A travers leurs développements, on s'aperçoit rapidement que certains grands écarts sont nécessaires, pour atteindre à l'homogénéité du vocabulaire partageable, et que des artifices sont mis en œuvre pour garder une communication suffisante de pensée entre les différents acteurs, pris dans un savoir discontinu.

Les processus à l'œuvre dans la formation des modèles en psychiatrie sont toujours relatifs *à* un projet donné, aux manières de penser, de traiter. Notre travail s'arrête à ce *à* : cela autorise à ne pas nous prononcer sur certaines apories, tout en nous permettant de rester assez près de l'acte clinique, dont nous retenons les *variantes régionales.* Cependant, si l'on ne retenait que cela, la psychiatrie ne serait qu'une « inexistence intentionnelle », une vanité chargée de sens [1]. Rien ne vient remplacer le débat de la connaissance, bien que les beautés de la rhétorique, à l'œuvre dans la formation des modèles en psychiatrie, nous évoquent parfois un grenier, où les jouets que nous découvrons et dont nous méconnaissons souvent l'histoire, paraissent là pour que l'on en jouisse indéfiniment.
En épistémologie, on admet généralement qu'une théorie est définie non par un nombre limité de règles opératoires, mais par un ensemble de principes de liaisons plus ou moins fermes, plus ou moins réductibles à des lois générales [14]. En psychiatrie, le combat séculaire entre Apollon et Dionysos, entre l'ordre et le désordre, les principes et la complexité psychique doit *forcément* se

[1] Expression de Brentano, cité par Sauri [27]

retrouver au bout du compte sur le terrain du *corps, du physiologique*. Il existe toujours une réduction physiologique au corps observable, lien entre la psychiatrie d'observation, la clinique des maladies mentales et l'algorithme des sciences - la physique. En médecine, le « nul n'entre ici s'il n'est géomètre » peut être ensuite tempéré par l'usage des tropes, si possible prescrites par la raison et le goût, comme le recommandait Fontanier.

Le langage est donc -comment ne le serait-il pas- ? l'ultime endroit du champ de bataille. Cette bataille ne se déroule pas uniquement sur le sens des mots, mais sur leur usage, leur innocuité ou leur pollution. Nécessairement inoffensif dans le domaine de la biomédecine ou de la neurologie, le langage devient tout au contraire la source d'une herméneutique dans la psychanalyse. En psychiatrie, il existe de nombreuses zones floues où les deux usages peuvent être repérés dans la conversation, ou même dans la formation d'un modèle fort et opératoire. La névrose s'est ainsi construite en négatif du modèle anatomo-clinique, à son corps défendant. A l'origine, la métaphorisation par Freud du modèle thermo-dynamique dans la théorie des pulsions, lors des premiers écrits, se situait encore dans un vaste mouvement de pensée où la névrose était la résultante de l'usure du progrès, le déficit du plein vivre, les ravages d'une sexualité sans finalité reproductive. Elle devenait avec l'inconscient une *pollution* du modèle scientifique, renversant ses origines économiques.
Ces faits historiques découragent une classification des modèles en psychiatrie ; elle ne serait qu'une échelle entre corps et psyché. C'est pourquoi nous avons choisi d'être résolument pragmatique et d'examiner les mécanismes en action, les beautés du système…
On trouvera chez de nombreux auteurs un abord global des modèles médicaux et des travaux considérables et prestigieux consacrés à la marche des idées en psychiatrie [9-12-18-21-22]. Modèles, paradigmes, epistémè, doctrines et même institutions constituent des champs d'études non réductibles les uns aux autres,

la diversité des abords étant la garantie première d'une absence de réification de la vie psychique par la vie psychique.

Nous cultiverons notre jardin en établissant un catalogue des mécanismes à l'œuvre les plus probants dans la constitution des modèles, que nous illustrerons ensuite par une série d'articles déjà publiés dans la presse scientifique et choisis pour leur congruence avec le thème de ce livre.
Au demeurant, nous justifierons l'emploi du terme modèle au lieu de celui de paradigme, en admettant que la notion de paradigme était plus adéquate à des périodes où la communauté scientifique était homogène, où le savoir était restreint, où les influences extérieures étaient réduites par l'isolement même, où la pathologie était continue et stable sous l'œil de l'observateur, du fait des hospitalisations prolongées et des conséquences de la vie asilaire. A partir de l'éclatement du champ psychiatrique, lui même paradigmatique, la notion de modèle est plus à même de répondre à l'éclectisme ambiant. Le bruit du monde contamine plus facilement la rencontre et la transaction qui s'opèrent entre le patient et le médecin, dans une science où la cohérence interne et la prédictibilité sont faibles. La discontinuité du discours scientifique le rapproche plus d'une mise en scène que d'une construction narrative, ou même de la conversation entre scientifiques étudiée par Kuhn [17]. A partir d'un modèle donné et jugé opérant, le travail d'acquisitions des similitudes est souvent limité, à la fois dans son extension et dans le temps : ce qui pouvait apparaître dans la dépression comme un modèle fort –l'aspect discriminant des psychotropes- déçoit avec le temps dans les schizophrénies. La communauté soignante, le socius et le patient partagent des efficacités passagères, que Vladimir Jankélévitch appelait des « tautousies » : des tautologies vécues où le semblant n'est pas ce qui semble, mais plus que jamais est ce qu'il est, de par son efficacité, même passagère [15].
Il s'agit donc d'une pragmatique des manières de s'arranger mentalement du psychisme souffrant. Avant de passer au catalogue

raisonnable des habiletés à l'œuvre dans l'édification des modèles en psychiatrie, nous rapporterons ce que nous décrivons à la notion de Métis et de Poros, dans leur rapport aux ruses de l'intelligence. « Poros ne désigne pas seulement, au sens le plus concret, une route, un passage, un guet (...) dans son rapport avec Métis : c'est le stratagème, l'expédiant que découvre l'astuce d'un être intelligent pour se sortir d'une aporia ». Destienne et Vernant, dans leur livre précieux, désignent la métis - l'idée – première épouse de Zeus dans la théogonie d'Hésiode, comme le « savoir conjonctural » et la connaissance oblique des habiles, opposés à la prétention de l'immuable. Parfois chassé ou méprisé, ce savoir-faire un savoir réapparaît ensuite de façon naturelle. [3]

La métaphorisation des concepts

Comme « poros », la psychiatrie appelle de façon naturelle à la dilatation de concepts biophysiologiques jusqu'à la psyché ou, à l'inverse, à la réduction vers le *bios* de concepts circulant dans le socius. Le premier mouvement empreinte à la représentation métaphorique comme fiction ; nous l'appellerons, après Fedida, *métaphorisation des concepts* : des modèles répondant du fonctionnement de l'appareil psychique s'élaborent à partir d'éléments relevant de la physiologie, ou de la corporéité en général. Nous retrouverons dans le chapitre consacré à Henri Ey et Jackson cette dynamique, naturellement fortement représentée par le passage de la neurologie à la psychiatrie, dans la description de certains symptômes ou syndromes.

On retrouvera toujours des mécanismes complémentaires et liés, tels le déplacement du regard, le décalage temporel, le glissement sémantique ; le mouvement général se déroule à travers le passage d'un système explicatif, cohérent et fermé à un système plus compréhensif, peu cohérent mais ouvert.
Ce mouvement « naturel » doit être complété par son inverse : le passage de théories générales de l'organisation de la vie au

fonctionnement psychique, avec une référence à la corporéïté plus ou moins vague, le plus souvent ordonnée par la clinique, dont la nature d'observation renvoie le plus facilement du monde à l'anatomie, comme structuration initiale de l'observation et du savoir médical.

Naturellement, il s'agit d'abord d'un travail de métaphorisation ; mais si nous l'opposons à la physiologisation des doctrines, c'est pour exprimer la tendance générale qui l'anime. Sans doute pourrions nous le rattacher à ce que Malinowsky appelle les *impératifs intégrants de la culture humaine*. On peut avoir l'impression que le mouvement est parfois secret , mais il n'en est que plus trompeur. L'exemple des impératifs de transparence, si souvent invoqué dans le monde de la communication, en fournit un bon exemple : on relève une étrange similitude dans l'enchaînement émetteur - code - médium – récepteur, à l'origine des théories de la communication, et le fonctionnement de la transmission synaptique, qui vont si bien ensemble, sans se le dire..En ce qui concerne la métaphorisation des concepts, nous prendrons l'exemple de l'apragmatisme au regard des apraxies. Les positions globalistes en neurologie et la Gestalt théorie considèrent le cerveau fonctionnant comme un tout et révolutionnent la neurologie. La lésion locale du patient de Goldstein, blessé de guerre, entraîne bien du fait de son siège occipital des troubles oculaires, mais aussi une perte des initiatives. Les positions globalistes jouent ensuite un grand rôle dans le groupe de l'Evolution Psychiatrique ; la référence à Golstein est constante chez Ey, comme chez Hecaen et Ajuriagerra. L'apragmatisme représente une *dilatation* à la psyché d'une nouvelle compréhension des apraxies neurologiques, sans que personne ne puisse vraiment dater ce passage. Ainsi que le dit Lantéri Laura dont nous reprenons ici l'analyse, « son unité manque un peu de garantie et les substrats neuro-atomiques en manquent tout à fait » [19]. Le modèle neurologique de l'apraxie peut s'étendre à un comportement complexe, à partir d'une conception neurologique

du symptôme dilatée jusqu'à la globalité de l'encéphale. Nous repartons ensuite du symptôme neurologique, repris dans un nouveau terreau scientifique, pour monter vers un comportement, défini par l'α privatif.
Encore faut-il pour cela qu'il y ait à disposition le terme *pragmatisme*, absent du Littré mais présent avec le succès que l'on connaît, depuis Pierce et James, comme méthodologie nouvelle de la connaissance. On observe deux mouvements inverses, dont la conjonction doit aboutir à l'énonciation du symptôme : d'une part la globalisation du fonctionnement cérébral « dilate » l'origine de l'apraxie jusqu'à la totalité du cerveau puis, dans la même direction, le neurologique passe au psychique dans l'approche d'un symptôme psychotique ; enfin, vient à sa rencontre, le négatif d'une *manière d'être* définie par une philosophie dominante - le pragmatisme - dont l'antienne nord-américaine populaire définit parfaitement ce dont n'est justement pas capable l'apragmatique : « just do it ». L'apragmatisme se situe à la rencontre de ces deux phénomènes.

La physiologisation des doctrines

« Un dément parle comme un héros romantique. Quoi de surprenant puisque, pour Moreau de Tours, toutes les manifestations de « bouillonnement intellectuel » témoignent encore de la funeste prédestination – dont le mystique le plus sublime est une illustration aussi banale que le bestial assassin. Mais le héros romantique, lui, ne sait pas cela. Hernani hésite : son destin suit-il le déroulement d'une fatalité sombre, apporte-t-il la rétribution d'une faute ignorée, est-il damné, est-il victime ? Il vit solitaire sous un nom d'emprunt, autour de lui on ignore qui il est, le sait-il lui même ? Il se hait, il s'adore, il idolâtre l'angélique Doña Sol, pourra-t-il jamais avec elle connaître le bonheur ? Il est obsédé de barbus, nobles aïeux, omniprésents, logés dans son cœur et sa conscience, étalés sur les murs seigneuriaux en éternité de portraits, précieusement retirés en de somptueux tombeaux comme évêques en chaires. Il fait des serments terribles à l'un, à l'autre, ne peut les tenir, s'empêtre, il veut vivre, il veut mourir, il s'y perd, c'est insupportable, qui donc lui expliquera son excessive singularité ? Comme l'entrée de Moreau de Tours sur le plateau arrangerait les choses ! Les acteurs suspendraient bien vite l'oiseux déferlement de leur rhétorique et, dans leurs oripeaux, se tourneraient vers l'homme en blouse blanche. Le docteur aurait vite fait, en quelques mots précis, au milieu de ce grand remuement d'ancêtres, de tout clarifier. Surtout la famille royale d'Espagne, pensez, un exemple classique ! L'arbre généalogique le plus typique ! Une démonstration des plus brillantes ! Et le docteur Moreau pourrait repartir au milieu de l'estime générale, menant doucement Hernani par le bras, vers son asile, calme et tranquille, et les forts infirmiers, bienveillants... »

Cet extrait caustique de « Mythologies de l'hérédité au XIXème siècle » de Jean Borie, nous permet d'introduire notre propos, sur les avatars du poids de l'idéologie appliqué à l'appareil mental, sous forme d'une radicalisation médicale que nous intitulerons « physiologisation des doctrines ».
On entendra, sous ce terme un peu barbare, l'application à la psychiatrie de théories générales, doctrines ou idéologies qui traversent le champ social. La « chose psychiatrique » les aspire, les reconforme en les médicalisant. Il s'agit d'un mécanisme complémentaire au précédent - la métaphorisation des concepts. Ils déterminent tous deux la psychiatrie comme lieu de rencontre entre le socius et la médecine, perméable aux effets de mode et paradigmes circulants.

Ce mouvement particulier, pour être conséquent, doit avoir des développements physiques, corporels tout en s'intéressant naturellement à l'activité de penser. Les grandes théories du XIXème siècle sur l'hérédité, dont nous connaissons encore les avatars eugénistes, ont amené une description ordonnée des stigmates physiques et psychiques de la dégénérescence, le

principe étant celui d'une altérité définie comme *a priori* et constituant le premier pas de l'observation. On trouvera encore, chez De Clerambault , l'épithète « dégénéré » précédant le déroulement de l'observation séméiologique, la contenant et la délimitant.
Il est intéressant de noter que la dégénérescence constitue le modèle princeps de tout mouvement ultérieur de cet ordre. Il s'agit en effet, à travers les livres de Prosper Lucas, Buchez, Morel, Moreau de Tours et Magnan - et d'autres - du grand mouvement de « naturalisation du péché », appliqué aux déviants et « aux classes dangereuses ». Cette naturalisation du dogme est alors largement appliquée à la psychiatrie, et plus généralement à l'ensemble de la médecine. On pourra ainsi poursuivre l'évolution du principe dégénérateur, dont le modèle est le péché originel, dans ses métamorphoses anatomiques et physiologiques, instaurant un lien fort et secret entre la prédestination et le « mal » médicalisé.
Ensuite , il n'existe aucune théorie conséquente, englobant la psyché, qui ne doive apporter une explication cohérente à l'incohérence, à la schizophrénie comprise comme la limite de l'activité de penser et d'être pensé. La théorie des catastrophes en est un bon exemple, offrant des applications de la figure de la fronce de Thom à la décompensation psychotique.
Les deux mouvements que nous avons décrits, fortement idéologiques, participent du peu de cohérence interne de la psychiatrie, de sa sensibilité parfois décalée vis à vis des mouvements de pensée, d'opinion.

Le glissement sémantique

Le glissement sémantique est fortement représenté dans le champ des sciences humaines. C'est un des lieux privilégiés d'expression de la subjectivité du praticien - le sens personnel donné à un terme technique ou clinique - et l'établissement d'un dialogue possible entre herméneutiques différentes, concourant à la formation du

mot-valise ou du concept-hôpital. Le mot lampe est commun au poète et au lampiste, disait Léon Paul Fargues…
Kuhn, dans sa post face de 1969, a appelé « généralisations symboliques (…) ces expressions employées sans questions ou dimensions par les membres du groupe scientifique, engagés dans une même paradigme ». On s'aperçoit dans l'usage de certains termes en psychiatrie, que le phénomène est encore plus vague : les accessions d'un vocable sont complètement différentes selon les interlocuteurs, ce qui ne gène en aucun cas la conversation. En fait, on emploie le même terme sans s'être accordé sur sa définition, avec des théories sous jacentes dissemblables ou opposées. Georges Lantéri Laura a décrit la manière par laquelle se rejoignent la structure au sens de la théorie de la forme et la structure du structuralisme psychanalytique, inspirée des travaux de Levi Strauss et de la linguistique de F. de Saussure , de Jakobson et de Troubetzkoy [19]. Dans son Traité des hallucinations, Henri Ey relève aussi la différence entre la structure, définie par la totalité et la constance, et la structure comprise comme une combinatoire symbolique, où la totalité des éléments s'ordonne par rapport à un sens donné [6].
Assez bizarrement, il faudrait même ajouter que la banalisation et l'élargissement de l'emploi du terme structure ont amené la reprise de certains des aspects des concepts avec lesquels la structure voulait marquer une rupture ; la notion de processus, par exemple. Il y a toujours en médecine la force terrible de la nomination : « voilà pourquoi votre fille est muette ». La nomination est déjà causalité. La structure du délire, la structure hystérique, la structure psychotique : les années 1970 ont connu un enrichissement par le mot jusqu'à l'écœurement. Concept-hopital, il s'est fatigué, puis il a progressivement disparu du vocabulaire courant des cliniciens, pour être remplacé par d'autres, devenus pour un temps tout aussi inévitables.
Le glissement sémantique, qui concourt surtout à la formation des mots carrefours, apporte une souplesse sémiologique à l'utilisation d'un terme en oubliant ses origines, sources de discorde, ou en

l'affranchissant des soubassements théoriques qui l'avaient créé. Le mot s'émancipe lentement, il prend sa vie propre, nous ramène au pragmatisme d'un qualificatif commode, sur lequel tout le monde s'accorde pour ensuite poursuivre la conversation, jusqu'à ce que tout le monde s'en écarte enfin, pour en retrouver un autre...

Il relève de la dispersion éidétique : un parfum intuitif s'en dégage et l'a priori théorique dont il relevait disparaît, dés qu'il est nommé. Son aspect désormais extensif le fait distinguer des diagnostics ou des entités du pathologique, auxquels il consent à s'accoler parfois. C'est un outil de conversation.

Ce déplacement logique est d'une facilité naturelle, dés qu'il existe deux grands pôles délimitant chacun, des classes génériques de troubles. Conscience ou inconscient, maladie ou personnalité etc...

Le déplacement peut être facilité par une légère différence d'avec la description princeps, ou une autre hiérarchisation du regard. Par exemple, les hallucinations du syndrome confuso-onirique peuvent perdre leur caractère automatique ; le psychopathologiste s'interroge alors sur la nature de leur choix, non sur les troubles de la conscience qui les accompagnent ou les permettent. Le déterminant final est largement tautologique : le primum movens qui ordonne le modèle choisi est alors élu pour sa capacité de devenir un *modus fasciendi*, relevant d'une thérapeutique possible.

Nous retrouverons ces notions développées dans l'article consacré à Henri Ey ; si l'on veut faire une théorie différente sur un même syndrome, ici l'amentia de Meynert, il faut s'attarder plus sur le pôle hallucinatoire redéfini comme désirant et laisser dans l'ombre les troubles de la conscience, la confusion mentale. On peut même faire de l'une la conséquence de l'autre, en inversant le *primum movens.*

Le déplacement topique est une ruse de l'intelligence qui peut s'exercer sur une simple observation. Il existe entre Leuret et Cotard une interprétation différente de l'observation princeps du premier, où l'effort de contrainte subjective du traitement moral disparaît pour laisser place au modèle médical généralisable chez Cotard, lié à l'émergence d'un nouvel auditeur : l'étudiant en médecine. Enfin, l'ami Schreber est encore à disposition pour de nombreuses générations, qui pourront en faire une schizophrène, un paranoïaque ou une paraphrène. Il est prêt à tout dire, dans son génie.

On notera que l'interprétation ne se fait jamais sur la totalité de l'observation. Elle ignore le plus souvent les aspects cliniques qui rentreraient en contradiction avec la théorie qui se développe. Le pôle choisi devient la synecdoque de tout, de l'observation, puis du modèle.
Cela permet de repérer la dominante idéologique d'une époque, qui s'exprime sous forme d'une tendance paradigmatique et la radicalisation d'une catégorie : l'avoir – maladie, versus l'être souffrant ; la médecine d'observation versus la psychanalyse ; « il a » versus « c'est un » etc… Il faut bien qu'un modèle glisse finalement vers une manière d'être, une présence humaine concrète dont la séméiologie, au sens linguistique du terme, relèvera du vulgaire, du commun partageable.
Les déplacements topiques, entre Meynert et Freud, Ey et Lacan ne relèvent pas d'un choix délibéré coupé du reste du monde. Cependant, il faut ajouter ici quelque chose d'essentiel qui survient dans l'édification de modèles : il existe toujours *la force de la découverte*, scientifique ou de toute autre nature. Elle crée sa propre dynamique et incline les choix de son époque, pour un temps. Nous renvoyons ici à l'œuvre de Koyré ou de Popper, car nous dépasserions les objectifs de ce livre. Nous nous répétons : examiner les mécanismes de formation des modèles en psychiatrie (ou plus généralement les paradigmes scientifiques) ne remplace pas le débat sur la connaissance, mais il le rend plus prudent.

L'effacement théorique

Il s'agit d'un mécanisme simple, dont nous avons déjà parlé et qui ne mérite pas de grands développements pour être justifié : tout le monde a oublié la théorie de la perception de Cotard, qui ordonnait son syndrome ; le *processus serpigineux* qui faisait les beautés de l'automatisme mental, pour De Clérambault, est passé au rang des afféteries de l'histoire de la psychiatrie.
On relèvera que les outils descriptifs, élevés au rang d'universaux cliniques, sont d'une perfection descriptive achevée et ne peuvent s'accompagner d'embarras théoriques, pour être mis à la disposition d'écoles différentes. Ainsi peuvent-ils devenir des outils de conversation incontournables.

Les effets de mode

Même s'il ne s'agit pas à priori d'un mécanisme, nous devons en dire quelques mots, parce que quelque chose de déterminant existe dans les modes qui entraînent l'extension (plus que l'apparition) et le succès de modèles mouvants de la souffrance psychique, surtout lorsqu'il s'agit de pathologies affectives. De modèle à mode, il n'y a qu'un pas.
Les effets de mode en psychiatrie ont fait l'objet d'un colloque de « l'Evolution Psychiatrique » en 1986. Leur existence apparaît à la fois simple et complexe. Du côté de la complexité, il existe des facteurs économiques, scientifiques et critiques, se répondant entre eux. Du côté de la simplicité, on constate des phénomènes identificatoires passagers, partiels, où se redéfinissent des communautés scientifiques ou thérapeutiques, à travers un malade « visualisé » par un ensemble théorique et des transactions de savoir. Des métaphores dissimulées sous jacentes peuvent être retrouvées, dilatées en temps réel à l'ensemble de la situation.Nous relevions déjà que la synapse est une excellente métaphore de la situation communicationnelle, entre émetteur-médium- message et récepteur.

L'effet de mode est d'autant plus saisissant qu'une métaphore *oculaire* vient résumer un rapport donné entre souffrance psychique, représentation scientifique et vie sociale.
Une découverte thérapeutique s'accompagne alors d'une clinique ad hoc, puis vit sa propre vie et s'étend au domaine très actuel d'une psychiatrie réparatrice du confort et de l'assertivité. Nous retrouvons ici les remodelages de la « névrose actuelle », que nous aborderons dans le chapitre consacré aux troubles anxieux. Un aspect particulier à notre époque mérite réflexion : la communication impose la recherche comme effet de mode. La science ne fait pas uniquement l'innocence de la norme, elle valide sous la forme de l'immédiateté de la recherche l'effet de mode, où l'être se constitue passagèrement en miroir de l'aboutissement ultime de la pensée collective, du futur tendu de la réalisation sociale.

La réduction des théories scientifiques est un problème complexe de l'épistémologie. C'est naturellement l'une des clés de la construction de tout protocole de recherche, portant sur des symptômes ou des comportements.
Les dernières années ont vu une disponibilité en temps réel des hypothèses de recherche et surtout la mise à disposition de nosographies largement contaminées par les contraintes de la communication. Il est alors intéressant de noter que cette diffusion des hypothèses aboutit au fait que leur testabilité véritable se trouve en fait dans leur succès, leur réduction au familier du vocabulaire. Il en est ainsi de la dichotomie positif/négatif dans les processus schizophréniques. La dilatation du modèle de recherche à l'examen clinique fait que la vérification des implications et des conséquences s'opère en terme de succès de vocabulaire et de stratégies de communication, sans oublier ce qui pourra se jouer dans l'entretien clinique : l'identification au trait – le symptôme - qui affirme le vrai de l'hypothèse : je suis bien ce symptôme. Dans le domaine de la schizophrénie, la reprise de la bipolarité Jacksonienne positif/négatif est l'exemple d'une simplification

abusive, improductive et réductrice, proposant l'alpha et l'omega de la psychopathologie des troubles. Qui a assisté, terrifié, à une réunion de synthèse se résumant à un codage et une évaluation métrologique peut comprendre aisément ce dont il est question, alors qu'il s'agit d'un processus normal dans le cadre d'un protocole d'expérimentation de psychotropes.
Il y a dans ces glissements un « bluff » terrible, ou l'évaluateur promet plus qu'il ne tient dans sa main.
Le vocabulaire clinique a eu tendance, ces dernières années à être celui de chercheurs parfois un peu trop éloignés de la pratique . Les outils de la conversation scientifique se sont séparés de la rencontre clinique. Un des aspects inattendus a été d'aboutir à des protocoles de recherche en psychopharmacologie, difficilement réalisés sans quelques petites « déviances », communément admises dés le départ, afin de les rendre adéquates à une rencontre entre un clinicien et un patient et, pour tout dire, simplement réalisables. Leurs résultats demeurent-ils constamment crédibles ? La question est fréquemment posée.
Le passage de la complexité psychique à l'anticipation d'une simplicité biologique est difficile en psychiatrie, du fait du caractère lui même complexe du champ biologique et surtout de la difficulté du processus *d'expérimentation – reproduction – vérification.* Dans l'adaptation nécessaire à ces trois temps, il y a un « bluff » qui prendra la forme d'un vocabulaire imposé, circulant d'ailleurs avec d'autant plus d'aisance, d'effet de mode que son contenu conceptuel est vide.

Le décalage temporel

La psychiatrie « mâche » longtemps les idées dominantes avant d'en faire des modèles ; elle constitue un instrument de métabolisation entre le sujet souffrant et le socius. Le décalage temporel représente ce temps de la digestion, qui va maintenant s'accélérant. Cela peut devenir vrai pour une découverte scientifique qui peut être stimulante ou, à l'inverse, pour une

théorie générale des rapports humains que l'on applique ensuite à la pathologie.
Dans le premier cas, nous retrouvons la découverte de Bayle, qui en 1822 fait la description des lésions anatomiques accompagnant la paralysie générale, alors que les aliénistes sont pris dans le couple théorique monomanies/traitement moral et se désintéressent des causes physiques.
Ce n'est donc qu'en 1850 que Falret, dans son introduction célèbre, établit les bases de l'observation médicale, largement inspirées du modèle anatomoclinique, où sont dévoilées les relations entre causes, pathogénie, syndrome et maladie.
Le second cas est maintenant moins évident, car le temps se raccourcit entre idéologies dominantes et sujet souffrant : le sujet impose sa propre vision de sa pathologie au médecin consultant. Nous retrouverons ces phénomènes dans le chapître consacré aux troubles anxieux.

Conclusion.

Nous venons d'évoquer certains mécanismes que nous jugeons à l'œuvre dans la constitution des modèles. Le succès de ce mot est à la mesure de l'éclectisme ambiant, qui multiplie les références qu'elles soient durables ou passagères. La notion même de modèle, dans sa référence à la mode, privilégie le synchronique, l'absence de durée, la nécessité du renouvellement, le peu de stabilité et surtout le désintérêt vis à vis du narratif, du continu, de *la psychologie du pathologique* (Minkowski). Cela s'articule sans doute sur une fragmentation des rapports humains. Dés le début des années 1980, l'évolution de la psychiatrie, dans l'effort de destigmatisation de la folie, a de fait suivi l'évolution du droit : la pathologie s'est de moins en moins définie dans un rapport entre statut de la folie et normalité sociale hypothétique, pour gagner la société du contrat, où il faut en vis à vis renégocier non seulement les règles de l'échange, mais aussi l'identité du contractant. En droit, cette émancipation du contrat social entre l'Etat et les individus, contraint les contrats particuliers à prendre en charge les questions dont ils dépouillent la loi. Avec la contractualisation, les lois se vident, en effet, de règles substantielles au profit de règles de négociation. Le mouvement – dit de procédé verbalisatoire – transporte dans la sphère contractuelle les questions concrètes et qualitatives, auparavant réglées par la loi [28].

Un mouvement analogue existe dans la relation du praticien et du patient à la théorie. La transformation des figures du pathologique et des modèles théoriques attenants, des modalités kaléïdoscopiques d'identification narcissique (média, publicité etc...) basés sur l'image, la vidéosphère, sont elles mêmes en phase avec un profond changement dans le registre de la subjectivité. Elles dégagent des libertés nouvelles, des contraintes aussi. L'aliénation est de moins en moins définie dans l'être-malade et de plus en plus dans l'avoir-maladie. Dans le domaine de la psychiatrie, les modèles peuvent apparaître dans le domaine sensible de la folie comme les parangons d'une croyance asservie dans *l'ascience*, occultant toute réflexion sur les conséquences qui en découlent. Le scientisme n'est pas autre chose. Aussi le *modèle*, dont nous relevons finalement le peu de consistance dans les mécanismes opérants, doit être jugé autrement que dans la forme qui le détermine. Mais il s'agit là d'un autre débat.

Le différents chapitres qui suivent vont de l'élaboration délirante vers la doctrine constituée. Il ne faut pas y voir une malice particulière, mais plutôt la fréquentation critique de nos propres outils théoriques. Les articles suivants ont été choisis pour leur manière d'illustrer certains mécanismes à l'œuvre dans la constitution des modèles psychopathologiques que nous venons d'évoquer.

Bibliographie

[1] BARRET (R.) : *La traite des fous*. Le Plessis Robinson. Les empêcheurs de penser en rond. 1998.

[2] BINSWANGER (L.) : *discours, parcours et Freud.* Paris Gallimard. 1970

[3] DETIENNE (M.), VERNANT (J.P.) : *Les ruses de l'intelligence, le métis des grecs.* Paris Flammarion. 1974

[4] *L'évolution psychiatrique* : Les Effets de mode. 1987, 1.

[5] EY (H.) : *Neurologie et psychiatrie*. Paris Hermann. 1998.

[6] EY (H.) : *traité des hallucinations*. Paris Masson. 1973

[7] FEDIDA (P.) : *L'absence*. Paris Gallimard. 1978

[8] FONTANIER (P.) : Les figures du discours. Paris Flammarion 1977.

[9] FOUCAULT (M.) : *Histoire de la Folie*. Paris Plon. 1961

[10] FOUCAULT (M.) : *Les mots et les choses*. Paris Gallimard. 1966

[11] GARRABE (J.) : *Henri Ey et la pensée psychiatrique contemporaine*. Les empêcheurs de penser en rond. Le Plessis Robinson. 1997

[12] GAUCHET (M.), SWAIN (G.) : *La pratique de l'esprit humain (...)* Paris Gallimard. 1980.

[13] GOOD (B.) : *Comment faire de l'anthropologie médicale.* Les empêcheurs de penser en rond. Le Plessis Robinson Institut Synthélabo. 1998.

[14] HEMPEL (C.) : *Eléments d'épistémologie.* Paris Arnaud Colin. 1996.

[15] JANKELEVITCH (V.) : *Le je-ne-sais-quoi et le presque-rien.* Paris Seuil. 1980 2 T

[16] KOYRE (A.) : *Etudes d'histoire de la pensée scientifique.* Paris Gallimard. 1973.

[17] KUHN (T.S.) : *La structure des révolutions scientifiques.* Paris Payot. 1978

[18] LANTERI-LAURA (G.) : *Psychiatrie et connaissance.* Paris. Sciences en situation. 1991

[19] LANTERI LAURA (G.) : L'apragmatisme. Origine et développement du terme. Synapse, 1990, Décembre, N° spécial.

[20] LANTERI-LAURA (G.) *: La chronicité en psychiatrie.* Le Plessis Robinson. Les empêcheurs de penser en rond. Synthélabo. 1997

[21] LANTERI LAURA (G.) : *Essai sur les paradigmes de la psychiatrie moderne.* Paris Editions du temps. 1998

[22] LAPLANTINE (F.) : *Anthropologie de la maladie.* Paris Payot. 1992.

[23] LEVY-FRIESACHER (C.), Meynert-Freud. : L'amentia. Paris Puf. 1983

[24] MALINOWSKI (B.) : *Une théorie scientifique de la culture.* Paris Maspero. 1968

[25] MARX (K.), ENGELS (F.) *: La sainte famille.* Paris Editions sociales. 1972

[26] POPPER (K.) : *La logique de la découverte scientifique.* Paris Payot. 1978.

[27] SAURI (J.) : *La crisis de la psiquiatria.* Buenos Aires.

[28] SUPIOT (A.) : *La contractualisation de la société.* Conférence publique à « l'université de tous les savoirs ». Paris CNAM. 22 Avril 2000.

Chapitre un

Apparaître et se dissimuler : la présence du schizophrène [1]

La psychopathologie du délire a été délaissée, ou obérée par des modèles mécanicistes renvoyant la croyance délirante à l'aberration cognitive, dévaluant par le fait la thématique délirante. Il s'agit d'une tendance générale qui renvoie le délire au privé, ou le laisse s'organiser de façon plus collective, dans les formes nouvelles et proliférantes de rassemblement des croyances. Le délire n'est plus cette entité paradigmatique qui dérogeait à l'ordre de la raison, comme à l'époque des monomanies.

Plusieurs facteurs, à l'origine de cette évolution peuvent être relevés : les nouveautés thérapeutiques et l'abrasion du délire, engendrée par les neuroleptiques ; un phénomène général de discrédit de la narrativité, au profit de la représentation imagée *hic et nunc* des individus et de leurs conflits ; la nature des modèles de savoir que propose le clinicien au patient, comme l'existence de modèles de recherche immédiatement disponibles en temps réel, puis dilatés à la totalité du sujet. Ces processus, qui empruntent à la psychopathologie du fétiche, se constituent comme effet de mode et obéissent ainsi aux nécessités de figurabilité, de constitution d'une apparence en concordance passagère avec la norme. Il existe enfin une raison simple et pratique qui tient aux progrès des modes de prise en charge : la discontinuité de la fréquentation des institutions de soins par les patients s'accommode moins d'un système délirant stable, d'une tentative d'explication cohérente du monde. Celle-ci est devenue moins utile ou plus difficilement perceptible par chacun.

---

[1] Article initialement paru dans la revue « Perspectives Psychiatriques » en 1997.

Nous montrerons comment ces processus correspondent chez une patiente schizophrène à des fonctionnements spécifiques différents, ordonnés autour d'une interprétation psychanalytique proposée au début de sa maladie, puis reprise pour articuler le monde du délire paranoïde, construit autour de la cellule familiale, avec un fonctionnement *«comme si»* d'une banalité désarmante qui ordonne le reste de l'existence, singulièrement ce qui traverse dans l'immédiat son champ de vision. Ce type de clivage, ordonné chez la patiente selon l'interlocuteur, peut correspondre à des modèles théoriques chez le clinicien - ou chez les cliniciens - complémentaires ou incompatibles, mais qui deviennent articulés autour d'un événement carrefour, sur lequel ils se retrouvent et qui sert alors d'amarre à tous les développements théoriques ultérieurs. Cet événement carrefour est constitué par une clé *diagnostique*, qui doit permettre ensuite un certain éclectisme des savoirs.
De manière complémentaire, la psychanalyse et la phénoménologie ont proposé des modèles immédiatement disponibles, pour rendre compte de l'impression globale ressentie par le clinicien. Hélène Deutsch, à travers la notion de « comme si », Blankenburg et « la perte de l'évidence naturelle » ou Zutt et Kulenkampff, ont chacun à leur manière repris la stratégie du délire, suivant une logique de la présence ou de la dissimulation [2.9.5]. Nous allons nous appuyer sur une observation qui se déroule durant 7 ans, amenant à se croiser de multiples intervenants, autour d'un cas de schizophrénie chez une jeune femme, en essayant d'utiliser des notions cliniques devenues presque obsolètes, *dépression atypique* et *comme si* par exemple. Nous espérons montrer que le psychisme n'est pas un vase clos et que le langage exige que le délire se construise à deux, au moins, et même à trois lorsque le thérapeute en propose la clé de passage.

Nous adopterons ici cette *méthodologie du caméléon* qui caractérise, selon Tellenbach le psychiatre, bricoleur de systèmes

de pensée qui ne lui étaient pas forcément adressés à l'origine[8]. Mais nous essaierons de rendre compte de l'observation clinique à travers deux approches différentes, phénoménologique chez Blankenburg et psychanalytique chez Hélène Deutsch, tous deux ayant traité de phénomènes proches. Le premier a décrit la souffrance à ne pouvoir recréer le banal ; le second a vu chez ses patients cette tendance à s'en être trop facilement emparé, jusqu'au vide des affects. Il y a dans cette confrontation une donnée passionnante : la mise en tension de deux modèles psychopathologiques dont la démarche est différente, personne n'ayant l'ambition d'en faire une synthèse achevée.
Notre observation suivra la démarche historique de la patiente qui a vu se dévoiler successivement *dépression atypique,* comportements *comme si*, puis délire paranoïde où s'est alors précisée une menace pressante sous la forme d'une absence, celle de sa mère dans son champ de vision. Cette patiente, en effet, fonctionne essentiellement à partir de ce qui traverse son champ de vision ; elle procède alors à des tentatives de restauration d'un monde acceptable, dans les suites d'une expérience particulière que nous appelons la *dépression atypique.* On verra qu'elle est proche de l'expérience de perte de l'évidence naturelle relatée par Blankenburg, reprise dans sa dimension affective, sous la forme d'une perte de l'évidence des sentiments.

Notons ici que les processus narratifs sont pauvres ; c'est essentiellement dans le registre *scopique* que les échanges se font ou se défont, d'une manière complexe et difficile à saisir, comme si les pensées et les sentiments devaient ne pas pouvoir quitter un socle visuel, faute d'avoir, en retour, une inscription permanente. Ces derniers aspects ne seront cependant pas l'objet de notre propos.

La dépression atypique : un détachement douloureux

Le manuel de Ey, Bernard et Brisset (6e édition) dit de la dépression atypique qu'elle est d'abord particulière à la nomenclature française, et qu'ensuite l'état dépressif est le fait d'une psychose dont il conviendra de faire le diagnostic, en n'accordant à l'état dépressif que la valeur d'un *«épisode»*.

Il est tout à fait dommage de ne retenir de la dépression atypique qu'un épisode assez flou et mal expliqué, pour replonger ensuite dans les aspects mécaniques du processus endogène, dans une perspective trop kraepelinienne, où les épisodes pathologiques prennent leur sens de l'état terminal. Sans vouloir interpréter d'emblée ce qui se déroule entre dépression et délire, en suivant par exemple les développements de l'oeuvre de Mélanie Klein, il est possible de proposer une analyse phénoménologique plus précise, des sentiments complexes ressentis par la patiente [4]. Les relations entre symptômes et histoire semblent d'emblée complexes et précoces, sous la forme d'un *détachement douloureux* qui survient tôt dans l'histoire, peut-être dès l'âge de 8 ans et de façon affirmée vers 13 ans. Décrite et se décrivant elle même alors comme une petite fille modèle, toujours dans les jupes de sa mère, elle est l'aînée de deux frères. Elle rencontre ses premières difficultés affirmées lors de la puberté, lorsqu'elle tente de dissimuler ses formes naissantes par des vêtements amples. On verra que de nombreuses facettes de sa pathologie se situent dans l'alternative suivante*: apparaître ou se dissimuler.*

On note alors des fugues qui vont s'accompagner de prises de haschich (auxquelles elle renoncera, car elles sont sources d'expériences oniroïdes angoissantes). Lorsqu'elle sera hospitalisée plusieurs années dans le service, elle renouvellera ces départs «automatiques» avec des hommes de passage. Assez rapidement viendront alors les premières difficultés sérieuses ; fugues, où elle part avec des *«copains »* voir les vitrines des magasins dans les centres commerciaux. Le mot *«copain»* est dans son fonctionnement psychique assez énigmatique: il renvoie au garçon de passage auquel elle adhère ou au groupe qu'elle suit. Le mot « *vitrine* » est probablement du même registre.

«Les copains» inaugurent déjà le fonctionnement *«comme si»,* le détachement acceptable où l'on adhère à ce qui traverse son champ de vision, dans une normalité volontairement tranquille. Mais lorsqu'il s'agit des proches, de sa mère surtout, la patiente a le sentiment douloureux d'être en dehors du jeu humain. Les choses ne vont plus de soi et les conditions de l'expérience sont à chaque fois éprouvantes. La patiente ressent alors l'impression douloureuse de ne pas être dans le jeu normal des choses, surtout lorsqu'il s'agit de s'intéresser à ses proches, d'avoir des sentiments affectueux. Elle fait une première fois une tentative de suicide médicamenteuse, la veille de l'enterrement de sa grand-mère maternelle. Elle consulte par la suite un psychothérapeute et se plaint de son indifférence nouvelle aux événements douloureux affectant ses proches. Elle a, vis à vis d'eux, comme perdu l'évidence des sentiments affectueux. Notons, puisque nous faisons référence à Blankenburg et à la perte de l'évidence naturelle, que celui-ci note dans l'exposé du cas «Anne» que la patiente se plaint de la perte de l'évidence naturelle, mais aussi de *l'évidence des sentiments,* et qu'il n'est pas impossible que l'auteur ait privilégié un rapport au monde, particulier mais neutre - l'évidence naturelle - plutôt qu'un phénomène touchant directement l'affectivité, moins propice à répondre à l'abord phénoménologique, mais rejoignant alors l'approche psychanalytique.

Blankenburg a privilégié le registre général de la présence au monde, au détriment de ce qui était beaucoup plus imprécis, un phénomène affectant la capacité d'aimer «comme il faudrait», comme on a connu dans l'enfance, ou l'impossibilité douloureusement ressentie de poursuivre ses propres sentiments, à l'abord de l'adolescence.

Il a cependant admirablement décrit ce trouble de la présence humaine concrète [2]. Il est difficile de dire s'il s'agit ici d'une incapacité d'aimer, douloureusement ressentie, ou si aimer n'a plus de sens par moments, plus de retour intérieur, mais peut-être s'agit-il de la même chose (ce que Anne dit d'elle-même dans le livre de Blankenburg, qu'elle est *«petite en la croyance»).* Chez notre patiente, cela touche moins son fonctionnement de tous les jours, comme chez Anne, que son affectivité vis-à-vis des siens, alors que l'ordinaire fonctionne avec détachement et passivité. Cette dépression atypique mélange le sentiment douloureux d'une perte de la capacité d'aimer et une fatigue d'avoir constamment besoin de recréer un socle, une «stance du Soi » pour que ces sentiments redeviennent naturels. La patiente essaye de retrouver sans cesse ces sentiments dans leur simplicité, surtout lors d'événements où ils devraient être encore plus disponibles.
Ce qui dès lors, nous dit Blankenburg, est impossible : le naturel ne se crée pas, il est ou il n'est pas, et l'on s'épuise à chercher à l'instaurer, la plupart du temps sous forme du *«banal»* ou du *«normal»*.

Cette fatigue du Soi peut conduire le patient au désespoir ou à une stratégie de retrait. Il existe en effet une douleur dépressive complexe, faite d'épuisement, de honte et de culpabilité, lorsque le sentiment, autrefois évident, n'advient plus là où il devait advenir.
C'est probablement dans le registre du «savoir-vivre» le plus profond que le défaut est le plus douloureusement ressenti. Ce que l'on décrit comme *«émoussement affectif»* n'est pas une absence de dynamique affective, mais un défaut de retour interne dans la vie de tous les jours.
Ce n'est pas une perte de l'affect, du moins au début, mais son étrangeté advenue. Le sentiment existe, ou du moins la patiente sait ce qu'il devrait être, mais il n'advient plus là où il aurait dû être présent, où il était autrefois. Le vécu dépressif alors ressenti est à la mesure de ce que devait être l'évidence de l'affect. La logique veut

[2] Ce que Minskowski avait appelé la perte du contact vital avec la réalité.

alors que l'on prolonge la solution naturelle du détachement, que l'on fonctionne, selon les mots d'Hélène Deutsch, par une identification à l'automate [3].

Le «comme si» où l'homme sans qualités

Décrit en 1942 par Hélène Deutsch, le *«comme si»* se fonde sur un éprouvé particulier du psychanalyste que l'auteur résume dans la formule : *qu'est-ce qui cloche.* Il s'agit de patients pour lesquels toute relation à la vie a quelque chose d'inauthentique, bien que la première impression soit celle d'une normalité complète. Hélène Deutsch les compare à des acteurs techniquement bien formés, mais dépourvus de l'étincelle nécessaire pour rendre leurs interprétations conformes à la vie. Leur attitude dans l'existence relève d'un mimétisme et d'une suggestivité particulière : bien qu'ils soient passifs, ils possèdent une vivacité plastique à relever les signaux dans le monde extérieur et à modeler leur comportement en conséquence. On trouve ainsi chez Hélène Deutsch la notion de *personnalité multiple,* qu'elle emprunte à Freud en citant la référence : ce sont des automates de la normalité, ou plutôt des *évidences réalisées* où, tout en se montrant transparent, on se cache entièrement. Hélène Deutsch situe l'essentiel de son analyse dans le registre des identifications et de leur faillite ; elle précise ensuite dans son article : «mes observations de patients schizophrènes m'ont donné l'impression que le processus schizophrénique passe par une phase *«comme si»,* avant de construire la forme hallucinatoire ». Cependant, elle ne réserve pas le *«comme si» à* ce type de pathologie suggérant, avec Anna Freud, qu'il pourrait s'agir d'une phase propre à la puberté et à la dévalorisation des objets primitifs. Elle en reste alors a la proposition clinique vague de *schizoïdie,* dont elle souligne combien elle reste obscure. Nous insisterons plus particulièrement ici sur l'aspect scopique du fonctionnement psychique, où l'évidence se réalise dans la normalité et le banal, pour être en défaut dans le registre des présences parentales.

Ce fonctionnement scopique, nous avons vu que notre patiente l'inaugure probablement avec le groupe *«les copains»* qui l'accompagne dans ses visites des *vitrines* de magasins. Elle- même a tout à fait l'apparence d'une «poupée Barbie» : une enveloppe qui semble vide et permet de s'esquiver du monde. Nous verrons plus loin que parfois cela n'est plus possible, notamment parce que les infirmières du service sauront rapidement quel degré d'incurie personnelle se cache derrière une coquetterie de surface. Quoi qu'il en soit, il y a chez elle, et pour tout ce qui ne touche pas aux siens, un effort pour tendre vers le banal, l'ordinaire et montrer par *Soi-même* une évidence parfaite des choses, du monde social, en fonction même des interlocuteurs.

Contrairement à ce qui se passe dans la projection et le délire paranoïde, la patiente se comble de réel et, comme l'écrit Sami Ali dans son essai sur *«le banal»,* la perception remplace la projection du paranoïaque [7]. Il y a un accord presque parfait entre le monde perçu et le corps joué, une stance de Soi possible dans une vision plane et bidimensionnelle du monde, sans profondeur, comme on peut le voir dans ses dessins.

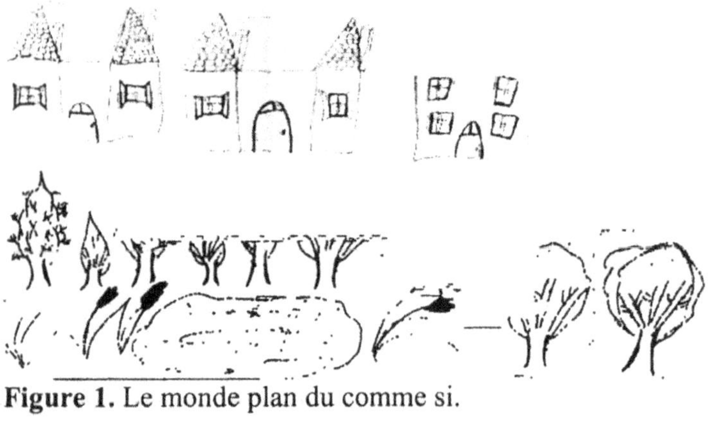

Figure 1. Le monde plan du comme si.

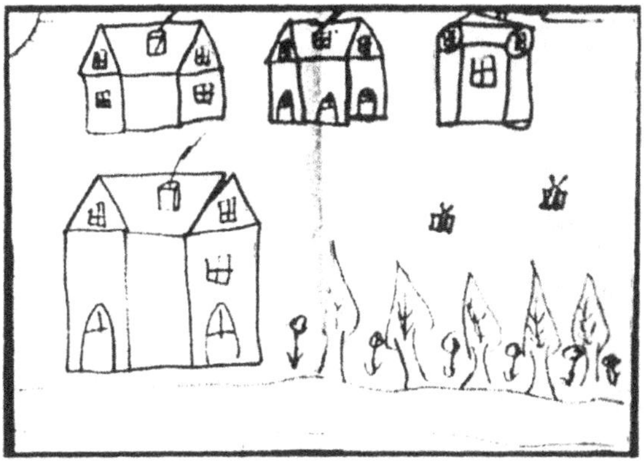

Figure 2. La bidimensionnalité du banal.

Notons quelques aspects phénoménologiques du fonctionnement *«comme si »*

- Le qualificatif de *«comme si»* naît dans l'intersubjectivité; c'est un éprouvé particulier de l'interlocuteur.
- Le *«comme si»* réalise une cohérence entre le sujet et le monde comme le fait un délire ; c'est une normalité délirante.

Cependant, ce n'est pas le vide que l'on trouve derrière cette normalité réifiée, mais un monde de passion et de grande violence qui se dessine dans un délire paranoïde, dirigé principalement vers sa mère. Il n'est pas certain que l'évidence réalisée, la normalité incarnée du *«comme si»* ait uniquement pour but de cacher la violence paranoïde, mais les deux manières d'être coexistent comme les strates différentes, superposées et clivées d'une même personnalité, l'une s'adressant à l'autre dans des lettres agressives, dirigée contre sa mère.

Hélène Deutsch sépare les individus qui, d'une manière contradictoire sont profondément affligés de leur insuffisance affective dans leurs expériences intérieures, comme le cas Anne de Blankenburg, de ceux qui présentant des états en relation étroite

avec la dépersonnalisation, n'en sont pas conscients, et auxquels elle donne alors le nom de *«comme si»*.
Dans notre observation, les deux façons de réagir à la perte de la capacité d'aimer se succèdent autour de l'adolescence, puis coexistent ensuite ; lorsqu'apparaît le délire paranoïde, il achève de constituer avec les deux manières d'être précédentes une triade syndromique probablement fréquente, mais qui apparaît ici presque structurée dans des personnalités multiples. La menace interne constitue le dernier terme de cet enchaînement, sous forme du délire paranoïde.
Auparavant, remarquons que le fonctionnement *«comme si»,* qui lie la capacité d'identification à des comportements en miroir, aboutit probablement à recréer une évidence naturelle ou normale des choses, à l'exception des relations avec la mère. Le *«comme si»,* automate de la normalité, retrouve une stance de Soi compatible avec un monde normal, peut-être le seul monde normal possible où l'on ne se rencontre que lorsqu'on se voit et où les passants de l'existence naviguent « à plat », comme dans le ballet de Nijinki ; *Prélude à l'après-midi d'un Faune* de Debussy. En revanche, la violence se déchaîne lorsque la mère de la patiente n'apparaît plus là où elle était attendue.

Le coup monté

La féminité avait bien du mal à se dissimuler et se dérobait à la stratégie du *"comme si"*, bien que la patiente l'ignorât ou la banalisât. Un événement avait eu une importance considérable dans le développement du délire, principalement dirigé vers sa mère. Hospitalisée lors de l'épisode de dépression atypique, la patiente s'était plainte auprès du psychiatre d'être *«petite en amour»,* pour paraphraser la patiente de Blankenburg. Son père avait été agressé très violemment et l'on avait pu craindre pour sa vie. Il s'agissait d'une agression de rue, presque sans motifs, par une *«bande d'adolescents»,* comme on dit. Elle se plaignait de n'avoir pu être atteinte comme il l'aurait fallu par cet événement, d'être par trop indifférente et d'en souffrir. Le psychiatre lui avait alors renvoyé une interprétation au coeur de l'oedipe : «si vous vous plaignez de ne pas pouvoir l'aimer, c'est que vous l'aimez trop». Cette interprétation devait avoir beaucoup de conséquence : la patiente interrompant l'hospitalisation qu'elle avait demandée d'elle-même. Il apparaît alors, dans son fonctionnement psychique, «le coup monté» par les parents, qui devait se développer les années suivantes. Il y avait désormais trop de sens dans ce détachement qui n'en avait pas, sinon dans les sentiments dépressifs qu'il entraînait.

Le repli dépressif, lié à cette perte de l'évidence des sentiments, accompagne depuis la projection paranoïde. A cette époque, notre patiente devient mère d'une petite fille avec un père de passage. Cette petite fille est élevée par sa propre mère, avec un fonctionnement en miroirs successifs inscrit déjà dans la généalogie maternelle. Le délire de persécution s'adresse à sa mère, alors que la patiente est assez indifférente à sa fille de huit mois. Le syndrome persécutif devient violent et menaçant. Vont apparaître des lettres où la patiente s'écrit à elle-même, où deux parties d'elle même conversent ensemble.

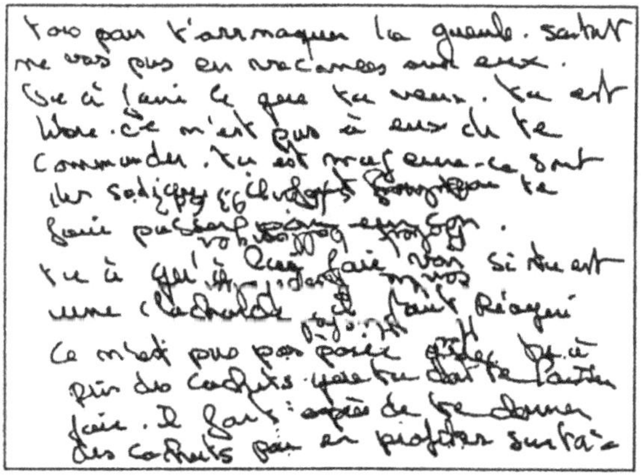

Figure 3. Le délire traverse , en palimpseste, le *banal* et le *comme si.*

Cette lettre a pour particularité d'être écrite sur l'enveloppe initialement destinée à un *«copain»*. Le délire paranoïde traverse désormais le monde du *«comme si»*. Il y est écrit notamment :
«Elle en a rien à foutre de moi, il faut réagir, elle est folle».
«J'ai mon rôle de mère à jouer».
«Il est fou d'elle (son père) alors il faut faire comme elle la folle».

Comme la montée d'une lave en fusion, la passion troue le banal, traverse la couche inerte du *«comme si»* et constitue le délire paranoïde, alors qu'en son for intérieur la patiente noue un dialogue entre ces deux mondes dans un *«délire à deux»* tout en un, où se redéploient les figures parentales. Ces lettres s'accompagneront parfois de grandes violences envers sa mère, principalement lorsqu'elle est absente, alors que la patiente ressent un besoin impérieux de la retrouver. Le délire paranoïde, les lettres puis la violence se déploient lorsqu'il n'y a pas présence de sa mère à l'endroit où elle l'attend et veut la voir, notamment lorsque la patiente, est hospitalisée, et fugue. Le *«coup monté»* menaçant s'élabore sur l'absence à la place même où il était impérieux que sa mère soit, et où elle ne la retrouve pas.

Blankenburg explique comment la mère transcendantale, riche de toutes les causalités bienveillantes avec le reste du monde, n'a rien à voir avec la mère réelle, menaçante dès lors qu'elle n'apparaît pas lorsqu'elle est si nécessaire, ne provoquant alors que colère, rage de destruction et violence lorsqu'elle revient. Il rejoint Hélène Deutsch qui évoque le passage impossible du mythe parental au parent réel lors de la puberté, et la dévalorisation des objets primitifs d'investissement. A ce titre, il faut remarquer qu'après avoir retenu comme critère du *«comme si»* l'indifférence, Hélène Deutsch évoque plusieurs cas où le vide et le manque d'affects sont source de plainte chez les patients, pour faire se rejoindre ces deux catégories dans un *«trouble profond du processus de sublimation»*. Notre patiente clivera les deux, avec une référence constante à la mère réelle, appelée dans le registre scopique à venir rejoindre une mère transcendantale sans visage. A ce titre, une autre manière d'être absente, un autre «coup monté», comme l'appelle la patiente, surviendra lorsque regardant la télévision, elle se retourne vers sa mère qu'elle accuse d'être absente de l'écran.

Bien des interrogations subsistent dans cette histoire que je reconstruis dans le registre du regard, où le trouble initial se présente comme une perte de l'évidence de l'amour, situation dont la nature est difficile à mettre en mots, puisqu'elle semble devoir justement par essence échapper au langage. Cela nous rappelle que la capacité de délirer pour un patient schizophrène n'est pas en relation mécanique avec ce qui serait une incapacité de penser. Converser avec le monde, faire apparition, se déguiser, se dissimuler tendent à retrouver la familiarité des choses et du vécu, en fonction de la nécessité d'aimer et de penser, autrefois évidente dans l'enfance. Zutt et Kulenkampff se sont attardés sur cette soumission, dans le syndrome paranoïde, à l'être parlé et l'être regardé, dans les hallucinations notamment. Ils ont proposé alors cette chose simple, mais oubliée : *le délire paranoïde est la chose la plus naturelle du monde.* Selon Matussek, l'homme sain *«désautonomise»* la potentialité de délirer [6]. Dans les schizophrénies, ici dans notre observation, certaines conditions de l'expérience font disparaître la *«possibilité du possible»* pour faire du délire un point de vue désormais incontournable. Alors, une certaine partie de la pathologie ne devient plus le comportement ou le vécu déviant *sui generis,* mais s'installe lorsqu'on ne peut se comporter ou éprouver autrement. Dans notre observation, l'interprétation ferme la possibilité du possible, par un excès de sens où le jeu se fige.

Dans ce sens, au-delà de la triade syndromique - dépression atypique, comme si, délire paranoïde - notre étude insiste sur ce que l'autre, le psychiatre, a fourni comme interprétation lorsqu'il lui a été demandé de donner une cohérence au monde, y compris dans ce que la patiente éprouvait comme déchéance de sa propre affectivité : il en a fait un *«coup monté»*. Bien entendu, personne ne peut dire si le montage ne se serait pas fait un jour ou l'autre, permettant une adaptation schizoïde stable.

Conclusion

Le fonctionnement scopique préside ici aux investissements d'objets ; c'est entre représentation de choses et d'affects que se situe le registre symptômal des troubles. Avec la dépression atypique, où la perte des capacités affectives vis-à-vis des parents proches est douloureusement ressentie, coexiste le comportement *«comme si»,* monde de suggestibilité plate et d'adaptation morbide, de soumission au réel et de normalité réalisée, d'évidences vécues sans trop de souffrance.
Parallèlement, le délire paranoïde reprojette vers l'extérieur un monde cohérent mais haineux, investi essentiellement des relations affectives les plus proches. Il laisse au *«comme si»* la gestion de l'ordinaire de la vie.
L'impossible passage entre une mère transcendantale (Blankenburg), ou un mythe parental (Deutsch) et une mère réelle, peut s'appuyer probablement dans notre histoire sur une répétition mimétique des générations de femmes : chacune est prise dans l'idéalité mimétique, le fonctionnement en miroir qui garantit pour tous une paix relative. La mère fonctionne comme un miroir dont il est intolérable que l'image s'efface ou se modifie pour qu'une femme réelle apparaisse. Le moi-plan du banal laisse alors ressortir des profondeurs, l'impossibilité douloureuse d'aimer les siens comme il faudrait, du moins pour un temps.

Bibliographie

[1] BARTHES (R.) : *Mythologies.* Paris: Seuil. 1 957.

[2] BLANKENBURG (W.) : *La perte de l'évidence naturelle* Paris PUF 1991.

[3] DEUTSCH (H) : *Divers troubles affectifs et leur rapport avec la schizophrénie. In : La psychanalyse des névroses.* Paris: Payot, 1970 : 223-238.

[4] KLEIN (M.) : *Essais de psychanalyse.* Paris: Payot 1989.

[5] KULENKAMPFF (C.) : *Erblicken und Erblicktwerden, Nervenarzt* 1956; 27- 2.

[6] MATUSSEK (P.) : *Psychiatrie der Gegenwart. Forschung und Praxis.* Berlin-Gottingen- Heidelberg: Springer, 1963.

[7] SAMI-ALI. *Le Banal.* Paris: Gallimard, 1980.

[8] TELLENBACH (H.) : *La mélancolie.* Paris. PUF, 1979.

[9] ZUTT (J.) : *Ubër verstehende Anthropologie. In Psychiatrie der Gegenwart*, vol 1/2. Berlin-Gottingen-Heidelberg, 1963: 763-852.

Chapitre deux

Folie à deux et fonction du délire pour l'Autre[1]

> « Il y a une grande différence entre imaginer le triangle et entendre le triangle. Imaginer le triangle, c'est s'en représenter un d'une mesure déterminée et avec une certaine grandeur de ses angles et de ses côtés ; au lieu que l'entendre, c'est en connaître la nature et savoir en général que c'est une figure à trois côtés, sans déterminer aucune grandeur ni proportion particulière ».
> BOSSUET : De la connaissance de Dieu et de soi-même.

En 1924, dans l'article intitulé « La perte de la réalité dans les névroses et les psychoses » (4), Freud laissait le soin à la psychiatrie d'apprécier « l'ampleur du succès » des différents mécanismes qui ont pour fonction dans les psychoses de détourner d'une réalité (déni) et d'en reconstruire une autre (délires, hallucinations, illusions mnésiques) [4]. Le renversement introduit par Freud et poursuivi par Lacan dans sa critique du système perceptum-percipiens (« la structure est déjà dans le perceptum ») a pour corollaire de ne plus vouloir considérer le délire comme une maladie de la croyance erronée; le processus fondamental se situe désormais moins dans la reconstruction délirante ou hallucinatoire, obéissant somme toute aux règles habituelles de l'inconscient, que dans le mécanisme initial, déni pour la psychose, refoulement pour la névrose.

La « tentative de réparation », le délire, « pièce collée là », tient son importance de ce qu'il vient masquer ou obturer, et non de lui-même. Mais « ce qui a été aboli du dedans revient du dehors (...) ;

[1] Article initialement paru dans la revue 'l'Evolution Psychiatrique », en 1983.

alors que le processus psychotique du retrait de l'investissement libidinal sur le moi s'accomplit en silence, nous ne savons pas qu'il a lieu, nous sommes contraints de l'inférer des processus qui lui succèdent » [8] .
Le paradoxe peut être résumé ainsi : le délire procède de la psychose notamment par sa fonction de miroir, mais par sa texture il peut sembler plus proche de la névrose. Freud parle d'un même magasin où sont pris matière et modèles [3].

Le positif qui s'élabore dans la psychose peut renvoyer à la croyance de l'autre, ou tout au moins à son doute, comme aime à le faire le paranoïaque ; le dialogue engagé n'est jamais l'affrontement de deux certitudes absolues, délire et certitude scientifique par exemple. Pour une part, il y va de ce que nous aimerions croire, de ce qui, chez l'autre, entretient notre illusion et notre propre roman . C'est ce qui fait aussi que tout message de la psychose est une bouteille lancée à la mer, parce qu'il met tout interlocuteur au défi de se situer.
Comme systèmes clos, les échafaudages délirants chroniques semblent renvoyer le sujet à une causalité unique et personnelle, alors qu'ils maintiennent un rapport à l'autre qui peut même ébranler ses certitudes ; en ce domaine rien dans le sujet n'est à l'abri, les constructions du moi s'effaçant parfois comme des mirages.
Freud nous dit que le délire retrouve les objets délaissés avec lesquels s'instaure un dialogue, voire un trilogue dans la folie à deux, et même un concile lorsque le délire devient mythe ou délire collectif. Que le délire soit communicable, voire épidémique, indique qu'il peut avoir des fonctions différentes chez ceux qui le partage.
Le psychotique est, quant à lui, dans l'ordre du vrai : comme tel ce dernier est unique ; il prend la place de ce qui est effacé ou éclaté et que le délire reconstruit : il est déjà processus curatif. « Il rebâtit l'univers, non pas à la vérité plus splendide, mais du moins tel qu'il puisse de nouveau y vivre » [5] .

Cette conception, où une reconstruction valide succède à la catastrophe interne, est aussi celle d'une certaine psychiatrie classique; hormis le caractère mécaniste de l'abord des phénomènes d'automatisme mental, le délire de persécution n'est pour Clérambault qu'une « superstructure » résultant d'un travail non-morbide ou semi-morbide, idéation surajoutée et réaction obligatoire d'un intellect raisonnant et souvent intact aux phénomènes qui sortent de son subconscient. C'est ce qu'il appelle scission du moi, dans son observation princeps. D'un côté, le sujet reconnaît comme sien la réparation délirante, qui le réconcilie avec l'environnement ; de l'autre, la source de l'automatisme mental, constitué comme objet, reste insaisissable et incommunicable [1]. « Faites le siège de ce point sensible - dit alors Mignard - luttez de patience avec le raisonnant ; enlevez pièce par pièce les principaux ouvrages qu'il oppose à votre démarche (...), vous arriverez toujours à une affirmation centrale, véritable donjon du délire, qui n'est plus défendue par aucun système logique » (...), et si vous essayez de forcer ce dernier retranchement vous n'obtiendrez que colère et désespoir, signe de « l'inclination violente et aveugle, du délire confus localisé » qui s'impose au sujet de manière extérieure[9] .

Dès le début, les petits signes de mentisme peuvent acquérir, selon Clérambault, une « pseudo-objectivité », du fait qu'ils sont très imprévus dans leur contenu, par suite très étrangers au moi. Comme nous le verrons, ce caractère « imprévu » signe un vécu particulier, tout à fait opposé à l'intraduisible *unheimlich* du rappel extérieur du refoulé. On ne peut nier qu'intuitivement nous nous appuyons fréquemment sur ces différences subjectives, pour établir des diagnostics que nous renvoyons par la suite aux structures adéquates.

Le délire s'adresse donc à l'autre. Reste à savoir comment celui-ci le reçoit, le renvoie, et ce qu'il en garde. C'est ce que nous voudrions décrire à travers une observation de folie à deux, en essayant d'approcher la raison pour laquelle ce délire, qui devient foi chez l'autre de la folie à deux, est incrédulité chez nous.

L'hallucinée

« Aux autres les paraboles ! pour qu'ils regardent sans voir, et entendent sans comprendre ».
Luc, VIII, 10.

Lasègue et Falret, lorsqu'ils décrivirent les premières observations de folie à deux en 1877 , n'attribuaient pas la communicabilité du délire à une vague force de persuasion intrinsèque et mythique, comme nous le faisons maintenant, mais au bénéfice que pouvait en retirer l'autre [7]. L'échafaudage délirant associait en général deux protagonistes, sans que ceux-ci aient une position identique vis-à-vis du délire. L'un, actif, convaincant et aliéné, l'autre passif et convaincu, illustrant qu'il n'est nullement besoin d'être psychotique pour délirer. L'histoire psychiatrique que nous relaterons est parfaitement classique. Elle doit nous permettre de repérer le destin pour l'un de ce qui est processus psychotique ou névrotique pour l'autre, même s'il n'est pas aisé de qualifier les structures supposées.

Non moins classique est le déroulement du début de l'observation : problèmes de voisinage, pétitions multiples et placement d'office qui nous amène Mme F., 80 ans, réticente, véhémente et sthénique, à la lucidité parfaite, à l'esprit sur le qui-vive de la raison. Tout interlocuteur doit se situer vis-à-vis de la phrase répétitive et monotone qu'elle hallucine : des voix multiples lui disent sur un ton sarcastique : « elle n'a qu'à parler », ce qui lui fait répondre en écho : « mais que veulent-elles me faire dire ? ». Ces voix anciennes sont devenues familières ; elle les appelle, en souriant, ses « presse-citrons ». « Elles sont si assommantes que je les appelle mes boches », disait en 1924 une malade de Clérambault, qui ajoutait : « on me force à parler, et je parle pour ne rien dire ».

Nous sommes dans le quotidien, l'habituel, le familier, que nous avons déjà opposé à l'inquiétante étrangeté de ce qui est ressenti par le partenaire de la dyade délirante. Comme le relevait Lacan à propos du Dieu de Schreber, l'expérience divine hallucinée est tout entière discours, idée ; il y manque ce qui en serait ailleurs le moteur : la providence, l'attente, faite de crainte et d'espérance, qui oppose la présence du refoulé dans la névrose, au rejet du dénié dans la psychose. A chaque fois que l'hallucination repose la question, Mme F. réitère son interrogation. D'ailleurs, si elle en connaissait la réponse les voix s'éteindraient, dit-elle. Elle ne peut émettre que certaines hypothèses qui, tel que le disait Schreber, demeurent entre « conjonctures et suppositions », pour approcher une vérité méconnaissable [3]. Il se pourrait qu'on lui reproche le fait que son père mort, qui était espagnol et vivait en France, ne se soit pas fait naturaliser. Mais le délire et la réponse à la question des origines ne s'étendent pas plus loin, tout au plus pouvons-nous y adjoindre cette interdiction secrète qu'elle s'est faite de parler la langue paternelle, c'est-à-dire l'Espagnol.

Dans ce jeu de miroir entre l'hallucination et le discours du patient on retrouve la capture habituelle par l'imaginaire. L'hallucination a une valeur constituante pour le sujet qui, au prix de ne rien dire continue à parler. Ici, le délire ne choisit pas de devenir une cosmogonie, mais plutôt une clé, le clivage permettant alors à la malade de fort bien se débrouiller avec le reste de la réalité, dans la vie quotidienne. Cela ne veut pas dire que cette réalité ne soit empoisonnée étrange ou menaçante. Elle se plaint d'odeurs désagréables, « de la cave au grenier » émanant de produits chimiques qui, par ailleurs, lui font tomber cheveux ou dents et lui produisent des déformations des mains. Les hallucinations s'exacerbent le soir au coucher et s'accompagnent d'interprétations délirantes : si le plancher vibre, c'est qu'on veut la faire tomber, on bouche les canalisations ; le soir, elle se plaint d'un commentaire des actes ne la concernant plus elle seule, mais intéressant aussi son fils : « ils vont se coucher, ça y est, ils sont couchés ». Ce commentaire est plus gênant par sa présence importune que par ce qu'il énonce, qui n'a guère pour elle d'intention malveillante. C'est gênant, voilà tout, de vivre avec un autre qui commente votre existence.

Du début des troubles, on ne sait pas grand'chose, sinon qu'ils apparaissent à la mort du mari, alors que le fils fait son service militaire en Afrique, dont il revient alors très affaibli et très choqué par la guerre. Les voix parlent et les odeurs existent depuis plus de 20 ans. Elle s'est remise à travailler , à son retour ; son fils se fait embaucher à la SNCF, où il travaille encore. Depuis cette date, il n'a jamais quitté sa mère.

Les odeurs devancent très nettement les voix, dans le temps. Les voix apparaîtront lors d'un déménagement, au moment où ils quittent l'appartement familial pour leur maison actuelle. Les psychotiques n'habitent-ils pas souvent leur maison comme leur corps ? Lorsqu'elle devient hantée par quelques odeurs, il faut y voir une projection directe de l'hypocondrie délirante, lorsqu'elle n'est pas systématisée : les odeurs pourrissent le corps, font suite à une perception d'où s'exhalent odeurs de sexe et de mort. Si les hallucinations olfactives sont primitives dans notre histoire, c'est qu'elles projettent un corps morcelé, alors que l'hallucination auditive offre une solution structurale, une solution de langage, qui reconstitue le sujet, le sujet parlant. On peut même postuler que l'hallucination olfactive ne suffit pas à « ne rien savoir de la chose ; même au sens du refoulé », comme Freud définit le déni.

En tout état de cause, n'oublions pas que d'une « façon générale, le matériel, c'est le corps propre » [6]. Lorsque Schreber parle à son expert de ce qu'il a subi sur son corps, c'est surtout pour en dire :
« les gens ne pouvaient en avoir la moindre idée ». L'idée viendra par la suite offrir sa fonction reconstituante de miroir, et à l'hypocondrie de 1884 succède le délire théogonique de 1893.

L'hallucination olfactive, bien que procédant d'un même mouvement que l'hallucination auditive, est naturellement beaucoup plus proche de la « catastrophe interne ». On la retrouve plus rarement, en début des processus d'automatisme mental ou lors des décompensations anxieuses très délabrantes. Par contre, toute solution « radicale » et restructurante doit inclure un fait de langage.

Le croyant.

« Magnifiques ceux qui ont foi sans voir ». Jean, XX, 29.

Lors du premier entretien, immédiatement après l'admission de sa mère, le fils se présente comme objet de malveillance : on lui a jeté des pierres sur sa voiture ; bien qu'il chauffe le pavillon, il a froid dans le dos en enfilant sa chemise ; l'égout n'arrête pas de se boucher et de mauvaises odeurs viennent du dehors. Le thème de l'égout est repris par sa mère à travers les hallucinations olfactives, qu'il vient étayer. En général, il cherche à justifier les hallucinations de sa mère par des rationalisations qui demeurent dans l'expectative ou par des interprétations délirantes : la parole de sa mère est de l'ordre du sacré, sa position à lui reste dans la croyance. Cela ne l'empêche pas de chercher à confirmer les hallucinations ou le complot.
Il vérifie les odeurs, tente de reconstituer les paroles des voisins à travers les murs. A l'écoute des paroles de l'autre, il n'entend cependant jamais la phrase : « elle n'a qu'à parler », bien qu'il ne mette pas en doute son existence.

Petit, pâle, effacé, à la politesse affectée et soumise, toujours dans une perplexité anxieuse, tout concourt à faire penser qu'il vit depuis longtemps dans l'ombre de sa mère. Le timbre de sa voix contraste par sa douceur avec la véhémence de Mme F. Il ne proteste pas contre l'internement de sa mère ; le châtiment, c'est le terme qu'il

emploie, lui semble même justifié ; il dit : « c'est moi qui devrais être à sa place ».
La position du passif vis-à-vis de l'hallucination évoque ce que E. Dupré appelait « hallucination de la mémoire », ou « illusions du souvenir », dans les processus imaginatifs (mythomanie délirante). Par ailleurs, il n'est pas impossible que l'interprétation évoquée ait été suggérée.
Ce qui lui déplaît dans la procédure, c'est que les exigences du tiers administratif n'aient pas été émises auparavant : il n'a pas reçu les papiers, on ne l'a pas mis « au pied du mur », on ne lui a pas envoyé un docteur, comme si ces mesures auraient pu s'opposer aux troubles de sa mère ; c'est-à-dire, en fait, à sa propre croyance.

Il devient visiblement dépressif lorsqu'on lui demande si cette mère à charge ne l'a pas empêché de faire sa vie à lui. « Je vis avec ma mère à 80 % », répond-il. Certes, s'il s'était marié, il n'aurait pas abandonné sa mère, mais les problèmes se seraient posés différemment. D'ailleurs, s'il ne s'est pas marié, cela n'a rien à voir avec le fait qu'il a sa mère à charge : « c'est une pure coïncidence ».

Des 20 % restants, la mère nous dit avec un sourire que son fils travaille, mais il est aisé de penser que ce fils a voulu nous dire avant tout qu'il ne vivait pas à 100 % avec sa mère, même si des reproches lui en sont revenus sous forme d'interprétations malveillantes, telles que : on lui jette la pierre, il a froid dans le dos, etc. Alors que l'essentiel de la pathologie de la mère se présente sous forme de réalités persécutives et d'hallucinations subies, les interprétations délirantes du fils se posent sous forme des habituelles questions sur les jeux du signifiant : qu'a bien voulu dire ce cycliste qui a donné trois coups de pédale devant lui ?

Il y a moins malveillance projective des autres que culpabilité de sa part : malgré ses efforts, il ne parvient jamais à distinguer dans l'ambiance, « ça y est, ils sont couchés », mais il croit volontiers que cela peut être dit, non sans doute et perplexité.

Folie à deux et fonctions du délire pour l'Autre.

Selon Lasègue et Falret, la folie à deux se développe immanquablement à travers un des deux sentiments les plus facilement partageables : *la crainte et l'espérance.* Il n'est pas ici question de l'amour, mais de sentiments complexes qui constituent le fond des croyances religieuses, dont Freud aimait d'ailleurs à dire qu'il s'agissait d'un « délire collectif », avatar de la nostalgie du père et voisinant avec d'autres destins du principe de plaisir, y compris « cette tentative de révolte désespérée qu'est la psychose »[5].

Si les préoccupations nosographiques de l'époque ne séparent pas encore paranoïa et PHC, la majorité des observations relèvent des hallucinations du côté du convaincant, et des interprétations délirantes du côté du convaincu. D'un côté, le dégénéré aux convictions inébranlables ; de l'autre la victime, aux convictions demi-morbides et demi motivées, faible d'esprit qui se laisse emporter dans un « délire infantile réflexe », « chaque homme ayant son roman tout prêt dans sa tête ».

De la folie à deux dans sa description princeps, nous avons retrouvé les trois conditions descriptives :

- docilité passive du convaincu, peu disposé à l'émancipation ;
- vie commune indispensable, avec fréquence des âges extrêmes de la vie, les processus évolutifs et involutifs favorisant les remaniements pathologiques ;
- et la troisième condition rapprochée par les auteurs du mécanisme de l'escroquerie: le délire doit pouvoir concourir à la réalisation d'un rêve caressé (sic).

Comme on peut le voir, il n'est pas tellement question de l'actif ; le délire ne tient pas tant sa force communicative de son degré de raison, de systématisation ou de crédibilité que de l'accueil qui peut lui être réservé : l'escroquerie dépend surtout de l'existence d'un dupé en puissance, non de celle d'un dupeur. Le délire à deux se définit avant tout par l'existence d'un convaincu.

Cette problématique sera renversée par la description de Kraepelin: le délire devient communicatif par sa force intrinsèque, sa fameuse

« conservation complète de la clarté et de l'ordre dans la pensée » qui caractérise la paranoïa, et en fait le prolongement d'une personnalité pathologique et non plus une rupture structurale.

L'accent sera mis alors sur le mécanisme qui caractérise cette raison forcée : l'interprétation délirante. « Le délire d'interprétation est la plus convaincante des folies » disent Serieux et Capgras et comme les aliénistes ne veulent en perdre aucun bénéfice, ils poursuivent : « et souvent encore, c'est à l'occasion de l'internement d'interprétateurs que l'on entend parler de séquestrations arbitraires » [14].

Le champ clos de l'affrontement est déterminé ; il s'agira de la raison : folie systématisée contre savoir psychiatrique. S'est perdu ce qui faisait le sel de la folie à deux, sa véritable force structurale, où l'hallucination est alors beaucoup plus importante que le déploiement systématisé du délire. On peut en juger par l'histoire des apparitions surnaturelles : l'une voit, l'autre se mobilise autour de cette vision. Sa « docilité passive », décrite par Lasègue et Falret, se situe en fait vis-à-vis de ce tiers apparu. La croyance est alors à la mesure de l'incroyable, non plus du raisonnable [11] et la folie à deux justifie ce que Freud trouvait dans la névrose et le rêve : l'homme primitif sauvage [3]. C'est par la crainte et l'espérance, cette bipartition de la providence, que se développe chez l'autre une théologie improvisée, au prix d'interprétations délirantes. Il n'est jamais venu à l'idée des auteurs que nous aimerions parfois croire ce que disent nos patients parce que *leur délire nous est nécessaire*, sans qu'il soit pour autant très raisonnable.

Le reniement

« Avant qu'un coq chante, tu me renieras trois fois ».
Mathieu, VI, 34.

Enfin l'isolement de l'un entraîne la guérison de l'autre, qui finira par critiquer l'escroquerie dont il est la victime. A souligner que le plus convaincant des deux, celui qui peut emporter la croyance ou la conviction, n'est pas le convaincant, mais le convaincu qui devient disciple et sert de trait d'union avec l'entourage. Il rectifie, amende et coordonne ; ; il cimente le délire et en devient l'ambassadeur. D'ailleurs, depuis 15 ans la mère ne sort plus de chez elle, sauf pour injurier les voisins, alors que le fils travaille, va faire les achats et défend le délire de sa mère, vis-à-vis de l'entourage.

Pour Lasègue et Falret, le caractère inébranlable des convictions de l'actif signe son aliénation, puisqu'il n'est pas accessible à la raison. Quant au passif, la disparition des interprétations délirantes est censée être guérison, mais nous savons bien que plus la place est laissée vide, plus elle est présente et demande remboursement.

Le reniement peut faire place à une culpabilité qui maintient encore plus présent, plus terrible, ce qui a été renié. Ici, l'hallucination est parole de la mère, et si la question des origines et de la filiation (français ou espagnol) est relancée par Mme G., à travers un déni que nous ignorons, hallucinations, mère et fils se retrouvent dans une nouvelle triade. Lorsque l'interprétation délirante s'éteint, suite à la séparation d'avec sa mère hospitalisée, se développe alors pour le fils une culpabilité énorme, envahissante : cette « conscience de culpabilité » qui se manifeste par une « angoisse d'attente toujours aux aguets, une angoisse consistant dans l'attente d'un malheur, et qui est liée à la perception interne de la tentation par le concept de la sanction ».

Toute décision administrative ou médicale, manifestation de la loi devient tiers menaçant et terrible, ultime manifestation du père mort vis-à-vis duquel il se constitue comme otage ou fait acte d'allégeance ; il s'engage par lettre à faire venir le médecin à la maison pour tous les problèmes de santé de sa mère, il cherche à payer les frais d'hospitalisation et fait à cette occasion le lapsus banal : « ma sécurité sociale peut payer les frais d'hospitalisation du conjoint ». Sur cette dette qu'il risque d'avoir à payer, il semble que rien ne puisse le rassurer. De la même façon, il est impossible de lui faire comprendre qu'il doit respecter horaires des visites et rigueur du fonctionnement hospitalier. Lorsqu'on lui demande plus de raison dans ce sens, ce ne sont pas les visites à sa mère qui justifient sa venue. « je veux voir le médecin » dit-il. Un seul rituel cependant lors de ses visites : il apporte un laxatif à sa mère qui ne peut s'en passer. Que doit-elle évacuer ? Nous n'en savons rien ; ce qui n'arrive pas à s'écouler par l'égout de la maison, peut être.

Le mode interrogatif, sur lequel il évoque les malveillances dont il est l'objet , ne rappelle nullement la démonstration du paranoïaque, cherchant, par questions successives, à faire déduire à son interlocuteur l'évidence persécutive qui s'impose à lui. Il s'agit plutôt de nous faire partager l'inquiétante étrangeté de ce qui lui arrive. Celle dont Freud nous dit qu'elle s'exerce devant la folie dont on perçoit l'existence dans les recoins les plus reculés de sa propre personnalité, mais alors que cet unheimlich n'est en réalité rien de nouveau, d'étranger, mais bien plutôt quelque chose de « familier depuis toujours à la vie psychique et que le processus de refoulement seul a rendu autre ».

Est-il délirant ? A chacun de répondre. Psychotique probablement pas, car tout rappelle ici le refoulé et non pas le déni, pour rester dans l'appréciation psychanalytique des mécanismes inconscients. Pas plus qu'il n'est maladie de la perception, ce délire n'est maladie de la croyance-conviction-certitude. Dans notre observation, les thèmes correspondent à ce que Sérieux et Capgras appelaient

« délire de supposition » : le mystère de la phrase posée par l'hallucination doit rester entier. Dans tous les cas, il persiste une question, sous toutes les certitudes, qui renvoie au mystère des origines, question qui vient comme un masque sur l'absence dévoilée dans le déni et dont l'épigone s'empare pour en faire sa croyance. Chez le « passif », ce qui est venu obturer le vide insistant de l'autre prend une place naturelle dans les processus névrotiques. « Chaque homme a, comme on l'a dit, son roman tout prêt dans sa tête », disent Lasègue et Falret pour expliquer cette complaisance [7]. Lorsqu'il s'agit d'un adulte et d'un enfant, le délire de persécution, nous disent-ils encore, devient terreur enfantine et crédulité modifiable. Cependant le convaincu donne sa vraie place au délire ; plus que le garant, il en est l'apôtre, et son roman névrotique conforte la prothèse existentielle de l'autre. Ce mythe halluciné devient « déformation chimérique ». « Naturellement, celui qui partage encore un délire ne le reconnaît jamais comme tel », ajoute Freud en parlant de la religion. Lorsque la croyance disparaît, elle commence par laisser place au doute, puis à la culpabilité, avant de se réinvestir forcément sur un nouvel objet.

Reprenons la description que fait Régis de ce qu'il considère comme n'étant pas la folie à deux, héréditaire et simultanée quant à elle et résumée par la phrase posée par deux délirants à l'aliéniste : « Devine si tu peux et choisis si tu l'oses » [10]. Selon lui, nous sommes plutôt ici devant une pathologie de la communication.
« L'hallucination est de règle chez le premier, elle n'existe jamais chez le second (...). Mais si le subdélirant n'est jamais halluciné, il peut avoir des illusions. Par ce fait même que la partie trop exagérée du délire de l'aliéné est modifiée, coordonnée et ramenée par lui aux apparences de la raison, il donne un corps à l'hallucination de son congénère et il en fait une illusion. L'un voit ses ennemis, il les entend marcher auprès de lui ; l'autre, à qui ces impressions sont communiquées, ne les voit ni ne les entend, mais

il croit à leur existence et interprète... dans le sens de cette erreur, toutes les sensations. C'est ainsi que le bruit du vent, la vue d'un objet quelconque, deviennent pour lui des choses extraordinaires, la voix et l'image des persécuteurs communs » [10].

Lors de la séparation, le passif quitte ses idées délirantes « comme s'il s'éveillait d'un rêve » (p. 24), mais le deuil n'est pas toujours facile ; il lui faudra retrouver une croyance qui soit, dans la mesure du possible, plus communément partagée. En l'occurrence, le terme rêve est particulièrement juste : il évoque le retour du refoulé et le registre de la névrose ; d'autre part, il nous rappelle qu'il ne suffit pas de se mettre à genoux pour croire, il faut une certaine aptitude à l'extase, dans le sens originel du mot : être hors de soi.

L'autre.

L'ombre du père mort ordonne cette histoire. On la retrouve lors des épisodes qui jalonnent l'activité délirante, lorsqu'on passe de l'impersonnel des structures aux expériences vécues, notamment aux deuils. Mais l'actif ne remet pas en scène une fantasmagorie imagée ; ce qu'il invoque comme cause secrète de la persécution familiale est plutôt du domaine d'une filiation contrariée ou impossible, où aux personnages anonymes de l'hallucination, répond *l'impersonnel* de langues qui s'affrontent : français et espagnol. Ce registre symbolique, qui est constamment remis en scène pour garder sa fonction de prothèse est anonyme : l'actif cherche à lui faire quitter sa référence à la chair, pour lui faire rejoindre le verbe désincarné.
Quant au passif, lorsqu'il perpétue le message délirant, il essaie constamment de mettre des noms sur les phénomènes rencontrés. Il transmet une parole vécue par l'autre et fait de la passion de l'un la croyance de l'autre : « passion selon ». Ce qu'il ressent vis-à-vis de ce tiers est de l'ordre de sentiments partageables ; lorsque les aliénistes les repèrent, ils ne font que décrire le fond affectif des croyances religieuses, la crainte et l'espérance. La nostalgie et la

crainte du Père idéal sont les objets du culte, nous dit Freud. Dieu d'amour ou dieu de vengeance, l'important est que la triade soit en place. Pour ce faire, il n'est de bon père que de père mort. La souffrance rencontrée par le fils fait partie du rituel expiatoire.

- La crainte : Dieu de vengeance, Dieu de Freud : « A moi la vengeance, à moi la rétribution dit le Seigneur » (Paul aux Romains, 12-19, cité par Freud) [2].

- L'espérance : « Nous nous vantons de nos afflictions, sachant que l'affliction produit la résistance, et la résistance le mérite, et le mérite l'espérance » (Paul aux Romains, 5 3-4). Dieu du patient.

Ces sentiments partageables, nous avons cru les retrouver dans « l'inquiétante étrangeté » des phénomènes ressentis par le passif, dont on sait qu'elle renvoie à l'intime, au familier de la maison pour le névrosé. Les choses sont bien différentes pour l'actif. Le forclos revenu dans l'hallucination remplit une fonction prothétique qui permet au sujet délirant de survivre dans un monde de certitudes où il peut se situer : il se perçoit. Le tiers déliré donne en effet son existence en miroir au sujet et sa place dans un dialogue, certes faussé, mais qui permet un réinvestissement partageable de l'ambiance. Ce processus n'est donc pas censé être destiné au seul délirant, mais aussi à celui auquel il s'adresse : il vise à préserver l'autre, menacé de la catastrophe qui peut affecter toute réalité. Le délire est dialogue curatif, pour l'un comme pour l'autre. Il le sera lorsqu'il s'adressera à nous, impies du délire. Lorsque le patient devient thérapeute de son analyste, nous dit Searles, il s'efforce de remplir les zones incomplètes du moi, et aussi d'éviter que celui-ci ne tombe dans la folie à deux [13]. La folie à deux qui menace est alors moins le processus délirant que la catastrophe dont il vise à se préserver. La cohésion universelle que le délire tente d'instaurer, soit par un filet lancé sur la réalité, soit par une clé, s'oppose au morcellement du sujet, de l'environnement et du thérapeute. Cette solution au marasme général n'est pas aisée. Le « tua res agitur » des interprétatifs est un véritable choix du qui-vive de la raison, opposé à la mise à mort de la pensée dans les processus dissociatifs purs. L'activité délirante se doit d'être incessante. « Dès que l'activité de ma pensée se trouve suspendue, Dieu tient aussitôt mes facultés intellectuelles pour mortes, et la destruction de ma pensée comme achevée, moyennant quoi il se donne lui-même toute latitude de se retirer » [3] . Schreber nous éclaire parfaitement sur les rapports entre le délire, la présence du tiers prothétique (Dieu) et la menace, en leur absence, de démentialisation, précoce s'entend. Il se déclare surpris par les voix qui le « saisissent » : littéralement il se *re-saisit.* Moyennant quoi, c'est l'environnement qui prend une teinte d'étrangeté, de par le fait que rien ne s'y trouve transformé après la catastrophe, la « modification interne ». C'est le moment où les hommes sont des « ombres bâclées à la six-quatre-deux », et le monde une « fantasmagorie ».

Lorsque se retire le délire ou l'hallucination, on voit souvent apparaître un état dépressif bien connu, profond et global. On dit communément que le malade a perdu son délire : il souffre surtout de l'absence de lien possible avec les objets péniblement réinvestis auparavant ; le pont-levis relevé, le poros bouché, la solitude est totale et la symptomatologie redevient hypocondriaque. Freud est tranchant sur les rapports de l'hypocondrie et du délire : « je ne peux pas laisser passer l'occasion de faire observer ici que je ne saurais tenir pour valable aucune théorie de la paranoïa qui n'impliquerait pas les *symptômes hypocondriaques* presque toujours concomitants de cette psychose » dit-il à propos du cas Schreber, et il poursuit : « il me semble que la relation de l'hypocondrie à la paranoïa est la même que celle de la névrose d'angoisse à l'hystérie ». L'hypocondrie reste la psychose « de base » en tant qu'elle renvoie au corps morcelé et qu'elle réapparaît derrière le délire, comme l'angoisse derrière l'hystérie, lorsque la conversion ne suffit plus pour maintenir la belle indifférence.

Il serait illusoire d'essayer de se situer ailleurs que dans le délire : c'est le seul endroit où nous sommes objet constitué, et sujet parlant du dialogue. C'est pour cela notamment que, par définition, nos interprétations sont interprétations délirantes : nous étoffons le dialogue. Les conséquences en sont simples et connues : tout thérapeute qui vise à faire taire les voix s'offre en échange, comme barrage au marasme hypocondriaque, lui, sa technique et son appareil de soin ; il devient l'autre de la folie à deux. Encore faut-il qu'il soit avenant ; on connaît la réponse que fait à Searles l'un de ses malades hallucinés, lorsqu'il vient tenter de s'imposer, alors que celui-ci converse avec ses voix : « foutez-moi la paix, j'ai du monde ».

Sans renoncer à nos croyances, nous devons parfois quitter nos ambitions missionnaires. Lorsque nous « torpillons » le délire, il est indispensable de saisir qu'une nouvelle tentative de réinvestissement délirant peut alors se produire, incluant l'expérience thérapeutique elle-même. Nous devenons le délire de l'autre, sa prothèse et son transfert. C'est notamment ce qui se passe entre Schreber et Fleschig.

La folie à deux nous rappelle que l'appréciation des supposées structures est délicate et toujours partielle. Le délire n'est pas synonyme de psychose, et la psychose engendre des processus de récupération, qui sont souvent beaucoup plus efficaces vis-à-vis de la souffrance du patient, que ce que nous pouvons apporter. Les rouages opérants peuvent alors être multiples et changeants, alors que nous avons tendance, quant à nous, à tout ramener à une constatation initiale qui peut être périmée. Parfois nous préférons, par lassitude sans doute, employer des diagnostics de bordure qui n'engagent pas trop : Kretschmer, border-line, etc., comme on pourrait le faire à propos du passif.

Cette absence de souplesse descriptive complique aussi bien la possibilité de passage d'un syndrome à l'autre, que la succession évolutive de plusieurs tableaux. Il est curieux qu'on ait oublié dans la description du délirant l'hypocondrie à laquelle se réfère Freud, alors que cette phase primaire s'intitulait chez Morel période hypocondriaque, chez Magnan période d'inquiétude et chez Régis

période de concentration analytique ou d'analyse subjective. La structure s'est collée à un tableau clinique sans mouvement.
D'une manière apparemment contradictoire, le structuralisme s'est d'ailleurs parfaitement adapté à la description kraepelinienne de la clinique, qui ne veut voir dans l'évolution que ce qui annonce l'état terminal, même si la référence n'est plus l'état démentiel. On recherche alors, au risque de gommer ou d'oublier ce qui est gênant, un tableau clinique achevé. Ne sera pris en compte que ce qui fait référence à la description classique de la structure dominante, en oubliant d'ailleurs que cette description vient d'autres intentions théoriques. On se retrouve devant une nouvelle taxinomie des maladies mentales, redénommée structures, avec les travers de toute description botanique : la maladie est perçue fondamentalement dans un espace de projection sans profondeur et de coïncidence sans déroulement (Foucault).

Le structuralisme a permis d'éliminer la psychopathologie mécaniste, faite de rapports entre fonctions diverses artificiellement isolées, et surtout d'explications causales dont était exclu l'inconscient. La capacité de « proximité », d'identification et de finesse des anciens cliniciens a peut-être été perdue, comme le célèbre bébé jeté avec l'eau du bain, pour nous replonger dans un nouveau constitutionalisme qui nous renvoie à une dimension omnipotente et définitive du diagnostic : la psychose-forclusion devient incurable par définition, comme l'était le délire chronique il y a près d'un siècle. Où est passée la souplesse descriptive de certains auteurs, qui percevaient si bien les rapports et voies de passage entre névrose obsessionnelle, mélancolie et paranoïa, sans être pris dans la rigidité des structures, et n'éprouvaient aucune gêne d'y inclure la force de « l'expérience vécue » ?

Nous citons ici Kretschmer, en suivant le cours de notre observation, mais on peut se reporter à la dialectique qu'introduit Freud dans le « Schreber » pour expliquer le déclenchement de la paranoïa lors d'une « cause occasionnelle » spécifique, et surtout

« la sorte de guérison (...) due dans la réalité à des rapports avec un père en somme excellent, qui n'avaient sans doute été troublés, dans les dernières années de la vie de celui-ci, par aucun nuage » (p. 321).

Dans la psychose, comme dans la névrose, il existe des rapports de force entre les béances et la manière dont les prothèses et compromis peuvent se construire, dans le réel comme dans la vie imaginaire et dont nous devons faire le relevé clinique.

Passer de la structure à la constitution, c'est retrouver un nouveau mécanicisme, c'est-à-dire un nouveau mode d'objectivation aliénante du sujet. Rappelons que Lacan évoquait dans son séminaire sur les psychoses (et non pas sur la psychose) « le nombre minimum de points d'attache fondamentaux entre signifiants et signifiés nécessaires à ce qu'un être humain soit dit normal, et qui, lorsqu'ils ne sont pas établis ou qu'ils lâchent, font le psychotique » [6]. Ce retour du relatif, voire du quantitatif, semble avoir été oublié au profit d'une inéluctabilité déterminante de la structure dès qu'on en signale la présence, sans qu'il y ait place à l'appréciation des efforts, des forces en mouvement et même du poids du hasard et des rencontres.

Bibliographie

[1] CLERAMBAULT (G.) : de, *Oeuvre Psychiatrique*, Paris, P.U.F., 1942, 2 vol.

[2] FREUD (S.) *: Action compulsionnelle et exercices religieux,* [1907], Trad. J. Laplanche, in : Névrose, psychose et perversion, Paris, P.U.F., 1981, pp. 133-142.

[3] FREUD (S.) : Remarques psychanalytiques [...] (le président Schreber) [1911], Trad. M. Bonaparte & R. Löwenstein, in : *Cinq psychanalyses*, Paris, P.U.F., 1971, pp. 263-324.

[4] FREUD (S.), La perte de la réalité dans la névrose et dans la psychose, [1924], Trad. J. Laplanche, in : *Névrose, psychose et perversion*, Paris, P.U.F., 1981, pp. 299-303.

[5] FREUD (S.) *: Malaise dans la civilisation*, [1929], Trad. C. & J. Odier, Paris, P.U.F., 1973.

[6] LACAN (J.) : Le séminaire, livre I11 : *les psychoses*, Paris, Seuil, 1980.

[7] LASÈGUE (J.) & FALRET (J.) : La folie à deux. *Archives Générales de Médecine,* 1877.

[8] LOSSERAND (J.) : L'énigme de l'évidence, *Nouvelle Revue de Psychanalyse*, n" 18, 1978, pp. 113-124.

[9] MIGNARD (M.) : *Psychologie des délires,* in : SERGENT E. & coll., Traité de pathologie, [...] Psychiatrie, vol. 1, Paris, Maloine, 1926, pp. 221-243.

[10] RÉGIS (E.) : La Folie à deux [...], Thèse de doctorat en médecine, Faculté de Médecine de Paris, Paris, 1880

[11] ROSOLATO (G.) : La scission que porte l'incroyable, *Nouvelle Revue de Psychanalyse*, n" 18, 1978, pp. 15-27

[12] SCHREBER (D.) : P., Mémoire d'un névropathe [...), Paris, Seuil, 1975.

[13] SEARLES (H.) : *Le contre transfert,* Trad. B. Bost, Paris, Gallimard, 1981

[14] SERIEUX (P.) & CAPGRAS (J.) : *Délires systématisés chroniques*, in : SERGENT E.& coll., Traité de pathologie [...] Psychiatrie, Vol. 1, Paris, Maloine, 1926, p. 245-355.

Chapitre trois

« La personne de moi-même » [1]

Notre propos consiste à suivre les destinées d'une observation, portant sur une patiente qui se nomme elle-même " La personne de moi-même", dans l'amphibologie du terme personne : absence et présence. Cette observation, publiée en 1834 par François Leuret, aliéniste de la première génération post-esquirolienne, sera reprise par de nombreux auteurs, tels Morel, Griesinger, Séglas, Cotard.

Nous examinerons particulièrement la manière dont elle est évoquée par ce dernier auteur, comme illustration d'un changement conceptuel concrétisé par Jean-Pierre Falret au milieu du siècle. Mais auparavant et pour aller au plus court, il nous faut proposer de façon résumée certaines des conditions qui, à notre sens, encadrent la naissance et de fait la possibilité d'une observation en psychiatrie.

- La médecine d'observation, appelée selon Littré à devenir la médecine clinique, si elle a toujours existé, est une méthode devenue prévalente depuis peu, lorsque Leuret publie ses livres. En ce qui concerne le domaine de la pathologie mentale, l'observation porte sur un paradigme que nous empruntons à Fédida, en le complétant : « Le sujet est malade de ses passions et des erreurs de son entendement » [5]. Entre les termes de ce paradigme se constituent des écarts qui vont grandissant, car c'est ici que s'insère la science, ses étiopathogénies, ses rapports nosologiques, etc. De ce fait, l'immédiateté des signes et des symptômes va disparaître avec la valeur d'argumentaire du délire. Progressivement, il ne suffit plus de recevoir ce que l'aliéné dit, il faut chercher ce qu'il ne montre pas, ce qu'il cache ou méconnaît.
- En retour, ces modèles issus d'une observation princeps ordonnent la façon d'observer, de rédiger, de transmettre le reste de la pathologie.

[1] Article initialement paru dans la Revue du Littoral n°34-35. Avril 1992.

Une entité pathologique privilégiée leur est attachée, mais c'est en fait tout le savoir doctrinal qui est remanié. Une simple observation, servant de démonstration paradigmatique de la validité du modèle théorique, peut ainsi retentir sur la manière d'appréhender le reste de la pathologie : la manie intermittente chez Pinel, la monomanie chez Esquirol, l'idée délirante chez Leuret, la folie circulaire chez Falret. Ce modèle accompagne à chaque fois un décalage du regard porté sur l'ensemble de la pathologie, en privilégiant notamment certains signes ou registres : idées délirantes, humeur, corps biologique, etc.

- Le paradigme initial de l'observation est validé en miroir par un autre paradigme : le médecin curateur par la passion de son entendement. Ces deux principes liés constituent au départ le traitement moral et sont observables à l'état pur chez Leuret.
- L'observation psychiatrique se constitue entre trois configurations essentielles, appelées à varier historiquement : les rapports particuliers au *droit*, que ce soit dans l'expertise ou le certificat ; le rapport à *l'élève*, à l'enseignement et à la transmissibilité ; le rapport au *secret*, où ne doit être public que ce qui ne fait pas reconnaître le sujet.

Venons-en à l'auteur, nous devrions dire l'inventeur de notre observation, dans son rapport au trésor caché et dans la mesure où cette invention sera maintes fois reprise ensuite, dans des contextes théoriques cependant différents.
Nous examinerons ce qui entre Leuret et Cotard intervient 50 ans plus tard- ce qui change alors dans l'ambiance.

François Leuret : le personnage.

Leuret est à la fois un aliéniste bien situé dans son temps, à savoir la descendance d'Esquirol et la première moitié du XIX° siècle [7], mais aussi une personnalité singulière, comme certains aliénistes de l'époque [19]. Comme Esquirol et Pinel il suit des études de théologie. Ses parents le destinaient même à la prêtrise, comme beaucoup de jeunes gens appartenant à des familles pauvres, et comme on va le voir, cela n'est pas sans importance pour ce qui concerne le transfert des pertinences culturelles en ce début de siècle. Il commence ses études de médecine mais doit les interrompre, faute de subsides paternels. Il s'engage ensuite dans la Légion de la Meurthe, pour plusieurs années. Puis, enfin revenu à la médecine, il obtient un poste d'interne à la Maison de Charenton, passe sa thèse en 1826 et remplace Georget, prématurément décédé, dans la maison de santé d'Ivry, dirigée par Esquirol [16].

Nous évoquerons ses deux ouvrages les plus importants. Le premier, dont nous extrairons notre observation s'intitule : « *Fragments psychologiques sur la folie* », il date de 1834. Il représente un essai de psychopathologie où la folie est ramenée essentiellement à l'idée délirante. Cette dernière ne peut en effet être distinguée par sa nature seule de l'idée raisonnable ou de l'erreur ; elle relève donc d'une stratégie visant à emporter la conviction, stratégie qui constitue l'essentiel du traitement moral. Les écarts entre le modèle initial du patient, et corrélativement celui en miroir de son médecin, sont réduits au minimum : le sujet colle à ses idées délirantes, fruits de ses passions aliénantes ; l'aliéniste colle pour sa part à sa conviction curatrice, sans grand appareil théorique. Cette forte conviction est plus un témoignage appareillage théorique autour du siècle passé que du siècle à venir.

Plus que des méthodes, ce sont des illustrations du traitement moral qui sont exposées dans le second ouvrage, intitulé *Du traitement moral* et daté de 1840. Leuret se situe absolument comme élève d'Esquirol, dont la thèse de 1805 s'intitule : « Les passions considérées comme causes, symptômes et moyens curatifs de l'aliénation mentale », et dont la nosographie sépare les maladies des passions de celles de l'entendement. Dans le traitement moral qu'il applique, Leuret revendique l'efficacité jusqu'à la souffrance. Les méthodes de persuasion et d'intimidation, qui visent à faire céder l'aliéné lui vaudront alors, lorsqu'il les présentera à l'Académie de médecine, de violentes attaques de la part de ses confrères [13].

Le traitement moral chez Leuret : ses attendus théoriques

Leuret cherche constamment à se démarquer des autres ; à s'opposer aux autres, pourrait-on dire, quitte à rester isolé dans ses convictions. Son ton passionné qui évoque un Jean Jacques Rousseau, vise à le laisser seul dans son dialogue avec le délirant, et même avec le délire. Le reste ne l'intéresse que médiocrement. Il ne nie pas la possibilité d'altérations du cerveau des aliénés ; il ne nie pas l'influence des causes physiques, des lésions organiques, mais il nie que l'altération qui serait cause de la folie ait été trouvée.

Il s'oppose en cela explicitement à Bayle, dans son ouvrage. Cette précision a son importance, puisque Jean-Pierre Falret rapportera trente ans plus tard la découverte de Bayle, associant une lésion des méninges et le tableau clinique de la paralysie générale, comme illustration princeps de la méthode anatomo-clinique. Leuret va même plus loin ; s'il existe une altération du cerveau dans la folie elle est, selon lui, de même nature que celle qui sépare les fausses convictions des individus raisonnables : les rêves, les instincts, les passions.

Il réfute tout aussi vigoureusement les spiritualistes, tel Heinroth qui en Allemagne fait de la folie un péché. A partir d'une compréhension « fonctionnelle » de la folie, il définit le traitement moral moins par la puissance du raisonnement qui emporterait la conviction de l'aliéné, en s'adressant comme le fait Pinel à la partie de son Moi restée raisonnable, que par « le moyen de faire naître, par un choix raisonné de l'aliéniste une passion chez l'aliéné qui puisse dans un combat critique chasser les idées délirantes, entretenues par des passions aliénantes (…).

« Je préconise tout ce qui peut agir sur l'esprit des aliénés, éveiller leur attention, leur donner de la mémoire, leur inspirer des passions propres à combattre les passions qui les animent ». (Du traitement moral).

Cette passion, c'est aussi la sienne naturellement ; une passion de la Raison. Accusé par Calmeil et par d'autres d'être finalement d'une autre époque, par les châtiments qu'il inflige et l'intimidation qu'il pratique, il se justifie par un devoir éthique d'efficacité.

« Vos instruments sont les passions et les idées, sachez vous en servir, et ne craignez pas d'appeler à votre aide, toutes celles qui vous sont nécessaires y compris la douleur ; si c'est la seule corde qui vibre encore ».

Il poursuit :

« La médecine morale est entrée dans une mauvaise voie, parce qu'elle est devenue un adjuvant d'un traitement physique justifié généralement par la croyance en une lésion matérielle, et visible du cerveau » (ibidem).

Leuret refuse ce qui est déjà un déclin du traitement moral en 1840. Le livre lui-même est d'un ton passionné, naturellement. L'auteur dialogue-t-il sur le même ton avec les aliénés ou avec ses confrères (tel Broussais) ; il les interpelle, il plaide même.

« Que m'importe donc qu'un aliéné m'aime ou me déteste, qu'il me désire ou me craigne, qu'il me croie son ami ou son persécuteur, pourvu que je rompe la chaîne de ses idées vicieuses, que je lui inspire des passions capables de le distraire de ses passions » (ibidem).
Notons d'ailleurs que Leuret ne craint pas d'évoquer, et c'est à notre connaissance rare à l'époque, l'amour que peut avoir une malade pour son médecin.

Le traitement moral est une « lutte » - le mot est fréquemment employé - la stratégie rappelle le légionnaire de l'armée de la Meurthe : on s'empare d'abord des idées secondaires, avant celles placées en première ligne ; on use de stratagèmes, de mises en scène, de mensonges, de coups de théâtre, de punitions qui vont jusqu'à la terreur.

Le traitement de l'ancien officier (M. Dupré), dont le récit clôt *Du traitement moral* est à ce titre illustratif. Réputé incurable, il va s'affronter à Leuret, qui « refuse de croire que ma volonté se briserait contre celle d'un aliéné, que mon esprit resterait impuissant contre les caprices du sien ».
Voilà le cadre des observations de Leuret : un combat singulier, où la connaissance de l'étiologie est secondaire et même inutile, comme chez son maître Esquirol. Les livres de Leuret sont donc sans grand esprit de système, ou plutôt le système en est fort simple : au premier livre clinique intitulé « Fragments psychologiques sur la folie » et divisé en deux parties, « Délires de l'intelligence » et « Délire des passions », répond six ans plus tard une systématisation du traitement moral qui se présente ainsi :

« J'entends par traitement moral de la folie l'emploi raisonné de tous les moyens qui agissent directement sur l'intelligence et sur les passions des aliénés ».

L'observation est suspendue à cette division du traitement moral qui l'ordonne. Elle est de ce fait l'observation du traitement moral lui-même.
Enfin nous verrons que Leuret cite souvent les figures de Jean Wier, « Notre Jean Wier » dit-il, contre l'inquisiteur Bodin [2], mais

[2] Bodin est l'inquisiteur avec lequel Jean Wier eut maille à partir à la suite de la publication de son ouvrage : « De l'imposture des diables ».

qu'il y a quelque chose en lui qui rappelle ce dernier. « Doit-on n'obtenir d'eux que des paroles arrachées de leur bouche... ? » dit-il à propos des aliénés...
Médecin à Bicêtre, ses observations remarquables auront une postérité, sur laquelle nous reviendrons, après en avoir particulièrement examiné une : « La personne de moi-même ». Pour résumer cette observation, nous dirons qu'elle vise autant à décrire le malade que le traitement moral lui-même et qu'à cette fin, elle se présente d'abord comme un dialogue.

La personne de moi-même »

Le livre de Leuret, *Fragments psychologiques sur la folie* (1834) précède de six ans celui sur le traitement moral (1840) et les conceptions du premier sont moins tranchées, moins attisées par les reproches qui lui étaient faits et que l'auteur ne supportait guère. Les observations sont longues, entrecoupées de citations d'auteurs, d'histoires empruntées à des théologiens, des confrères, des littérateurs. On y trouve des invectives, des réfutations plus que vigoureuses mais aussi des sarcasmes : « ce siècle envoie les prophètes à Charenton ! il parle ici des malades, mais il était lui même médecin à Charenton !. Bref, le personnage n'est facile ni avec ses malades, ni avec ses confrères, ses prédécesseurs, ses contemporains, ni avec lui-même ou les idées circulantes. On pourrait reprendre à son sujet cette phrase de Jean-Jacques Rousseau : « Je tiens au cul et aux chausses des gens qui m'ont fait du mal et la bile me donne des forces et même de l'esprit et de la science » [3]. En effet, nous retrouverons souvent du Rousseau dans cet homme, dans le rapport au discours, dans le personnage et probablement dans « l'autre époque » dont il est issu : les Lumières et la Raison des philosophes.

---

[3] Lettre de J.J. Rousseau à Madame de Warens (27 janvier 1749) évoquant sa querelle avec Rameau, cité par Starobinski dans la préface à *l'Essai sur l'origine des langues.*

Notons cette contradiction apparente : cet homme terrifiant et controversé laissera des observations d'une grande qualité, toujours citées. Les observations recèlent un caractère princeps ; celui-ci ne tient pas à la description d'une entité, mais essentiellement à la description d'un délire. Autrement dit, ce n'est pas par leur côté pratique, ordonné et généralisable que ces observations valent. Leuret est probablement l'aliéniste qui, du fait de ses conceptions du traitement moral, est resté le plus près des idées délirantes de ses patients, s'attachant à décrire avec exactitude la thématique délirante qu'il va combattre.

Ses observations vont donc constituer des « manières de délirer » dont la description est transmissible, quelle que soit la réinterprétation clinique, étiopathogénique ou nosographique des successeurs qui les reprendront à leur compte. Ces observations deviendront même indispensables en tant qu'*archives du délire*, lorsque la méthode anatomoclinique reléguera l'idée délirante au second plan.

Nous allons examiner l'une de ces observations qui, originale et fondatrice dont la valeur anthropologique peut expliquer son succès futur dans la clinique psychiatrique :

« La malade qui fait le sujet de l'observation qui va suivre se trouve placée dans le service de Parisot. Son âge est de 56 ans environ, elle jouit en apparence au moins, d'une bonne santé physique ; depuis l'année 1827, elle a perdu la conscience de son individualité, et se croit une femme tout autre de ce qu'elle était autrefois.

Cette croyance paraît être liée à un changement qui s'est opéré dans sa manière de sentir, et surtout à des phénomènes d'hallucinations nombreux, variés et incessants. Jamais elle ne parle d'elle qu'à la troisième personne, et en employant cette phrase : « La personne de moi-même ».

Pourvu qu'on ne l'approche pas de trop près, qu'on ne touche ni son lit ni sa chaise, ni ses vêtements, ni rien de ce qui lui appartient, on parvient facilement à converser avec elle. Elle répond à tout avec douceur et politesse.

- Comment vous portez-vous, madame ?

- la personne de moi-même n'est pas une dame, appelez-moi mademoiselle, s'il vous plaît.

- Je ne sais pas votre nom, veuillez me le dire.

- La personne de moi-même n'a pas de nom : elle souhaite que vous n'écriviez pas.

- Je voudrais pourtant bien savoir comment on vous appelle, ou plutôt comment on vous appelait autrefois.

- Je comprends ce que vous voulez dire. C'était Catherine X, il ne faut plus parler de ce qui avait lieu. La personne de moi-même a perdu son nom, elle l'a donné en entrant à la Salpêtrière.

- Quel âge avez-vous ?

- La personne de moi-même n'a pas d'âge.

- Mais cette Catherine X dont vous venez de parler, quel âge a-t-elle ?

- Je ne sais pas. Elle est née en 1779, de Marie..., et de Jacques...,demeurant..., a été baptisée à Paris, etc., etc.

- Si vous n'êtes pas la personne dont vous parlez, vous êtes peut-être deux personnes en une seule ?

- Non, la personne de moi-même ne connaît pas celle qui est née en 1779. C'est peut-être cette dame que vous voyez là-bas.

- Vos parents vivent-ils encore ?

- La personne de moi-même est seule et bien seule, elle n'a pas de parents, elle n'en a jamais eu.

- Les parents de la personne que vous nommiez tout à l'heure.

- On dit qu'ils vivent toujours, ils se sont dits mon père et ma mère, et je l'ai cru jusqu'en 1827 ; j'ai toujours rempli mes devoirs envers eux jusqu'à cette époque.

- Vous êtes donc leur enfant ? Votre manière de parler prouve que vous le croyez.

- La personne de moi-même n'est l'enfant de personne : l'origine de la personne de moi-même est inconnue : elle n'a aucun souvenir du passé. La dame dont vous parlez est peut-être celle pour laquelle on a fait cette robe (elle montre la robe qu'elle porte), elle a été mariée, elle a eu plusieurs enfants. (Elle raconte alors des détails très circonstanciés et très exacts sur sa vie, en s'arrêtant toujours à l'année 1827).

- Qu'avez-vous fait, et que vous est-il arrivé depuis que vous êtes la personne de vous-même ?
- La personne de moi-même a demeuré dans la maison de santé de... On a fait sur elle et on fait encore des expériences physiques et métaphysiques. Ce travail n'était pas connu d'elle avant 1827. Voilà une invisible qui descend, elle vient mêler sa voix à la mienne. La personne de moi-même n'en veut pas, elle la renvoie doucement.

- Comment sont les invisibles dont vous parlez ?

- Ils sont petits, impalpables, peu formés.

- Comment habillés ?

- En blouse.

- Quelle langue parlent-ils ?

- Ils parlent français ; s'ils parlaient une autre langue, la personne de moi-même ne les comprendrait pas.

- Est-il sûr que vous les voyez ?

- Assurément, la personne de moi-même les voit, mais métaphysiquement, dans l'invisibilité ; jamais matériellement, car alors ils ne seraient pas invisibles.

- Sentez-vous parfois des odeurs ?

- Une composition femme, invisible, m'envoyait des mauvaises odeurs.

- Sentez-vous quelquefois les invisibles sur votre corps ?

- La personne de moi-même les sent, et en est très fâchée ; ils lui ont fait toutes sortes d'indécences.

- Avez-vous bon appétit ?

- La personne de moi-même mange ; elle a du pain et de l'eau ;

le pain est tel qu'elle peut le souhaiter ; elle ne veut rien de plus. Dans la maison de santé, il y avait une dame qui faisait manger la personne de moi-même, comme un enfant ; elle a été battue parce qu'elle ne voulait pas manger les aliments qui avaient été achetés dans le rue de...

- Comment vous trouvez-vous à la Salpêtrière ?

- La personne de moi-même s'y trouve très bien ; elle est traitée avec beaucoup de bonté par M. Parisot. Elle ne demande jamais rien aux filles de service.

- Faites-vous quelquefois des prières ?

- La personne de moi-même savait sa religion, avant 1827 ; elle ne la sait plus maintenant.

- Que pensez-vous des dames qui sont avec vous, dans cette salle ?

- La personne de moi-même pense qu'elles ont perdu la raison, au moins pour la plupart ».

Cette observation clôt le chapitre intitulé « Cohésion anormale et fixité d'idées fausses, se rapportant aux organes ou à la personnalité du sujet pensant ». Leuret y réaffirme l'absence de lésion anatomique décelable et la place de « l'impression morale » lorsqu'il y a lieu de faire « changer d'avis » l'aliéné.

Nous ferons quelques commentaires rapides sur ce texte : qui se suffit en grande partie à lui-même, quelles que soient les époques.

- L'observation n'est pas encore ordonnée par le modèle médical, mais par l'exposé descriptif du délire et des idées délirantes, avec leur valeur poétique. Il n'y a pas encore le déroulement classique - sémiologie, diagnostic, pronostic, traitement - pas d'exposé des signes physiques, pas de relevé des signes négatifs ou absents. D'une certaine manière les idées délirantes se suffisent à elles-mêmes : *la folie est pratiquement synonyme de délire.*

  Cette observation est un dialogue, comme nous l'avons vu. Elle expose à la fois les idées délirantes, les questions, les relances de l'aliéniste ; surtout cette observation expose le traitement moral lui-même. En effet, la patiente rompt un moment dans sa stratégie de négation du « je » : elle dit « je » en évoquant ses parents. L'aliéniste la reprend : il relève une faille dans la stratégie, qu'il souligne même en italiques dans le texte publié. Mais la patiente efface l'argument de l'aliéniste en reprenant sa stratégie initiale : *elle n'est l'enfant de personne* ! Le traitement moral est ici fait de complicité, de ruses, de participation au délire, de glissements tactiques. Si l'on permet cette comparaison un peu artificielle mais qui je crois n'est pas dénuée de fondement, il y a chez Leuret comme dans l'observation de « L'homme aux rats » de Freud, à la fois l'histoire du malade, de la maladie, du traitement et le témoignage de l'engagement du thérapeute lui-même. Ici nous assistons au combat entre les effets néfastes des passions et la passion de la raison de l'aliéniste, combat qui doit se résoudre dans la crise hippocratique [4].

Leuret ne dialogue pas uniquement avec ses patients, mais aussi avec ses confrères, avec la culture et l'histoire des idées. Comme chez nombre d'auteurs de la première moitié du XIX° siècle, Leuret réinterprète les figures de la religion à l'aune de celles de l'aliénation mentale. En pratique, il opère un transfert des pertinences culturelles vers le monde de la technique qui s'illustre d'abord par les figures rhétoriques du traitement moral avant de tendre au généralisable.

Le dialogue est épique et théâtral. On pourrait d'ailleurs, mais c'est un autre propos, relever que le théâtre reste l'un des espaces privilégié du traitement moral, à travers la méthode expectante et cathartique. Il s'agit d'une tradition héritée du siècle des Lumières qui se poursuivra jusqu'au psychodrame, en passant par la stratégie du docteur Willis, dans le « Faublas » de Louvet et les pièces de Sade à Charenton [10].

[4] Le *corpus hippocratum* domine le retour de la médecine d'observation. Rappelons que « les natures y sont les médecins des maladies » (ici la nature est la raison). Le praticien accompagne le déroulement de l'apepsie, de la pepsis puis de la crysis vers la guérison, la métastase ou la mort.

Enfin et c'est là quelque chose d'essentiel, Leuret dispute des idées délirantes avec l'aliéné et son époque, mais on sent une volonté farouche de régler désormais seul cette question d'honneur avec le délire. Dans ses ouvrages un personnage, l'élève, est encore bien discret, alors que le lecteur est chez Falret, comme nous le verrons, mis en position d'élève dès l'introduction aux *Leçons cliniques de médecine mentale* [6], avant que ne se généralise le passage à la présentation de cas, écrite sous forme de leçons chez Charcot. Dans « Du traitement moral » une observation est rédigée par des internes à Bicêtre, mais Leuret est plus un clerc de la raison passionnée qu'un enseignant.
L'observation porte sur le déroulement du combat entre la croyance à des hallucinations et la volonté de l'aliéniste de les faire cesser, notamment par les fameuses douches froides. Dans ce combat critique, c'est le principe hippocratique qui est appliqué : *contraria, contrariis* [5]. L'élève est le secrétaire de ce combat, plus exactement il en tient la chronique. Les internes « recueillent et rédigent », mais on ne cherche pas à leur montrer le généralisable derrière le particulier.

Ne sera pas détaillé ici tout ce qui constitue le traitement moral. Chez Leuret on pourrait dire à la manière de Mac Mahon voyant la mer : « que d'eau, que d'eau », tant la douche et les bains froids sont d'une utilisation courante, et seront désormais attachés dans l'imaginaire populaire au traitement de la folie [6].

Ce rapport au délire et aux idées délirantes qui va se modifier par la suite, sous forme d'une mise à distance par la méthode clinique, coïncide avec l'abandon du traitement moral dans les institutions en 1850, comme l'a montré Gladys Swain [18]. Dans le cadre du

[5] Ce qui constitue aussi une figure de rhétorique : « *cum contrariis, opponuntur contraria* » (Cicéron).

[6] Pour souligner mon propos sur cette lutte des passions, notons que Leuret expérimente sur lui et ses élèves les affusions et douches froides ! (du traitement moral, p 160).

traitement moral qui s'adresse au délirant, Leuret cherche à faire dire « je » au malade : il faut que celui-ci s'impute ses manifestations maladives, pour que lui réponde ensuite l'argumentaire de l'aliéniste. L'eau froide peut être comprise comme cet encouragement à se ressaisir.
Nous allons maintenant examiner le devenir de cette observation, après avoir dit quelques mots du changement de regard qui s'opère avec Jean-Pierre Falret au milieu du siècle[6].

Un nouveau « spécimen » : La folie circulaire

Georges Lanteri-Laura a beaucoup écrit sur cette fameuse introduction aux Leçons cliniques, où il est dit qu'il faut cesser d'être le secrétaire passif des malades, le sténographe de leurs paroles, pour introduire corrélativement l'invention de la maladie mentale dans les écarts ordonnés du paradigme initial, entre délire et passion de la raison.
Ce changement de position est parfaitement illustré par une querelle fameuse : celle que Jean-Pierre Falret prend contre Baillarger, à l'Académie impériale de médecine, sur la prééminence de la description de ce qui deviendra la psychose maniaco-dépressive [2]. Rappelons en rapidement les attendus.
Baillarger décrit en 1854 une affection qu'il intitule « folie à double forme », caractérisée par la succession de la dépression et de l'excitation. Jean-Pierre Falret quelques semaines plus tard réclame (de façon assez méprisante) la prééminence d'une telle découverte, sous le terme de « folie circulaire », que ses élèves sont censés connaître « depuis plus de dix ans ». Remarquons que l'élève devient alors un personnage capital. Quoi qu'il en soit, la discussion est peu amène. Bercherie, en l'évoquant, note fort justement que Baillarger représente une période qui s'achève et Falret une période qui s'ouvre [1]. Falret définit quant à lui la folie circulaire de la manière suivante :
« Elle est même, à plus juste titre que la manie et la mélancolie, une forme naturelle, car elle n'est pas basée sur un seul caractère

principal, la quantité de délire, la tristesse ou l'agitation, mais sur la réunion de trois états particuliers, se succédant dans un ordre déterminé, possible à prévoir, et n'étant pas susceptible de transformation » [2].

Ce qui l'amène à définir sa méthode :
« Plus on observe profondément ces malades, plus on est convaincu que les variétés si nombreuses des maladies mentales fondées sur l'objet du délire, sur les idées dominantes, et qui paraissent, au premier abord, n'avoir d'autres limites que l'imagination de l'homme, sont, au contraire, réductibles à un petit nombre de formes spéciales que l'observation ultérieure fera découvrir ; nous avons déjà, selon nous, un *spécimen* de ces formes naturelles dans la folie paralytique, si justement distinguée par M. Parchappe des autres espèces de maladies mentales, et dans la folie circulaire, que nous cherchons nous-mêmes à établir en ce moment » (*ibidem*).

Nous ferons quelques commentaires rapides sur ce texte qui exprime de façon limpide une nouvelle façon d'observer le patient.

L'abandon du traitement moral dans les asiles est corrélatif d'un changement radical de position vis-à-vis du délire, surtout vis-à-vis de ses thèmes, de ses idées. Or celui-ci est aussi corrélatif de l'abandon en général d'une relation duelle - les aliénés font nombre désormais - au profit de l'apparition d'une nouvelle catégorie tierce, l'élève. Il s'agit en effet maintenant de *leçons cliniques*. L'ouvrage de Falret est contemporain de celui de Parchappe, qui réorganise les asiles selon un modèle de gestion de la chronicité, où la folie paralytique devient un modèle adéquat et dominant [12].
On passe de la description des espèces - *les manières de délirer-* à la description des entités et au généralisable - *les maladies* - sur un modèle dont Bichat est certainement le père, mais avec un décalage historique important qui explique que la découverte de Bayle, sur les liens entre une altération visible des méninges et une maladie à

l'évolution prévisible, la paralysie générale, met trente ans à s'affirmer [1].

L'exemple validant le modèle de la maladie est celui de la folie circulaire, et l'humeur devient le trouble premier. A cette époque apparaît le mot « dépression », en même temps que la description des entités corrélatives, terme destiné à coller au modèle médical. Les antécédents sont nommés : il s'agit de la découverte par Bayle d'une entité non susceptible de transformation. La chronicité et en général l'évolution, qui n'étaient pas le souci de Leuret tout entier pris dans une psychiatrie de la rencontre, deviennent prévalentes.
Cette modalité descriptive fait loi : le règlement modèle de 1857 des asiles reprend la nécessité d'observation selon le modèle décrit par Falret [8]
C'est dans ce cadre pratique et théorique que Cotard fait alors sa propre découverte. Nous sommes désormais dans une autre époque. Cotard est l'élève de Charcot : il publie ses principaux travaux alors qu'à la Faculté de médecine, est créée en 1882 la chaire des maladies mentales et nerveuses. Elève par la suite de Lasègue, ce dernier le présente au fils Falret, Jules, avec lequel il travaillera quinze ans à la maison de santé de Vanves, créée par Jean-Pierre Falret.
Pour l'anecdocte, Cotard, avec un deuxième « t » à son nom (Cottard), est aussi le médecin un peu balourd décrit par Proust dans *Un amour* de *Swann* ; celui qui ne comprend jamais rien, qui fait des plaisanteries lourdes et remet la mâchoire de madame Verdurin en place, lorsque celle-ci rit trop fort. C'est aussi dans le roman celui auquel ses élèves confieraient volontiers leur peau... Cottard est médecin jusqu'à la caricature [7].

[7] Naturellement, comme le montre Painter, Cottard chez Proust est un condensé de plusieurs médecins ; mais il n'est pas impossible que Marcel Proust ait connu Cotard par l'intermédiaire de son père chirurgien.

Le délire des négations

La version la plus achevée du travail de Cotard sur le délire des négations paraît en 1882, dans les Archives de neurologie, publiées sous la direction de Charcot. La logique de l'observation, définie par Jean-Pierre Falret, y est tout entière dominante.
Il s'agit de la description d'une « évolution délirante spéciale » survenant au cours de l'évolution des mélancolies anxieuses. Une « folie d'opposition », une « lésion intellectuelle » dont l'auteur nous dit :

« C'est dans les *Fragments psychologiques sur la folie* de Leuret que je trouve l'observation la plus caractéristique. J'en résume l'interrogatoire [3] ». Nous verrons que ce résumé n'est pas fait de manière anodine, puisque c'est le traitement moral qui disparaît de l'observation elle-même.
Ce qui va devenir, de manière universelle, le syndrome éponyme de l'auteur, amène déjà Cotard à interpréter de manière nouvelle l'observation de Leuret :
« Il n'est pas sûr dit-il, toutefois dans les états de chronicité avancée, que le délire de négation survive en quelque sorte aux troubles généraux du début et que les malades, comme celle de Leuret, ne présentent plus ni dépression, ni agitation anxieuse manifeste ».

Rien ne laisse penser chez Leuret que ces troubles aient en effet existé chez sa malade, mais la logique de la description de Cotard se fait selon le primat des troubles de l'humeur. Le délire est secondaire.

Le syndrome de Cotard regroupe une négation des organes, du monde, des idées. Cette maladie, alors décrite dans son déroulement total, appelle quelques remarques sur la méthode, comme sur la manière dont l'observation de Leuret y est insérée.

Le modèle est médical ; il emprunte au vocabulaire des fièvres - intermittence, rémittence- et se réfère explicitement à la notion de maladie : il s'agit d'une « véritable maladie, distincte par ses caractères et son évolution » et déterminée par l'existence de « phases successives ».
Ce modèle lésionnel marche par différenciations successives, et non plus en se situant d'abord dans un tableau classificatoire ordonné, selon la distinction faite par Michel Foucault..
Cotard prend donc le délire des persécutions et la description qu'en font Jules Falret et Lasègue, ses maîtres, pour en différencier le délire des négations, en privilégiant d'abord le généralisable, pour aller ensuite vers les signes inconstants ou moins évidents. Mais la description des signes premiers relève d'abord d'une altération de l'humeur, appelée mélancolie anxieuse, dont le délire des négations est la conséquence et l'évolution naturelle vers la chronicité.

Dès la deuxième page de l'article, il est affirmé que généralement les aliénés sont négateurs et qu'alors les démonstrations les plus claires, les affirmations les mieux autorisées, les témoignages les plus affectueux les laissent incrédules ou ironiques. La réalité leur est devenue étrangère ou hostile.
Dès lors, cette description est-elle la négation de la possibilité du traitement moral lui-même et Cotard supprime - en citant le texte de l'observation – la partie du texte où Leuret surprend l'aliéné en défaut avec sa propre stratégie : ce fameux passage où les interlocuteurs jouent sur le mot « personne ». Ces alinéas disparaissent avec l'ambition de Leuret de faire dire « je » au malade, dont on ne se soucie plus qu'il s'attribue la cause de ses désordres; désormais, on entérine ses négations. Voici le texte de l'observation de Leuret reprise par Cotard :

« C'est dans les *Fragments psychologiques* de Leuret que je trouve l'observation la plus caractéristique. J'en résume l'interrogatoire.

- Comment vous portez-vous, madame ? La personne de moi-même n'est pas une dame, appelez-moi mademoiselle, s'il vous plaît - Je ne sais pas votre nom, veuillez me le dire. La personne de moi-même n'a pas de nom : elle souhaite que vous n'écriviez pas - Je voudrais pourtant bien savoir comment on vous appelle, ou plutôt comment on vous appelait autrefois. Je comprends ce que vous voulez dire. C'était Catherine X...il ne faut plus parler de ce qui avait lieu. La personne de moi-même a perdu son nom, elle l'a donné en entrant à la Salpêtrière - Quel âge avez-vous ? La personne de moi-même n'a pas d'âge. - Vos parents vivent-ils encore ? la personne de moi-même n'a pas de parents, elle n'en a jamais eu. - Qu'avez-vous fait et que vous est-il arrivé depuis que vous êtes la personne de vous-même ? La personne de moi-même a demeuré dans la maison de santé de... On a fait sur elle et on fait encore des expériences physiques et métaphysiques. Ce travail n'était pas connu d'elle avant 1827. Voilà une invisible qui descend, elle vient mêler sa voix à la mienne ».

Apparaît à la fin de l'article « la classe des héréditaires », affirmation à priori d'une différence anthropologique et anticipation de toute étiologie à venir pour de nombreuses années, à travers le qualificatif de dégénéré.
Cet agencement des signes est d'emblée achevé, il nous a été transmis pratiquement sans ajouts ni modifications. Il est *pratique*, quelle que soit l'étiopathogénie que lui adjoindra Cotard par la suite et qui sera vite oubliée. On pourrait presque dire qu'il est quasiment reproductible par l'élève qui en dispose, en changeant les figures propres aux malades observés.

Conclusion

L'histoire de cette observation clinique nous permet de dégager des constantes et des différences selon les périodes historiques. Nous avons surtout dégagé les différences. Essayons de relever certaines constantes.

Toute clinique est plus ou moins tautologique, car elle ne peut que valider la position du thérapeute qui ordonne l'observation, son point de vue, ses préjugés, ses choix. La qualité d'un modèle clinique [8] réside dans le fait qu'il ne soit pas totalitaire et qu'il se laisse volontiers, comme nous l'avons maintes fois relevé, amender ou il passera vite, tel un effet de mode. En général chaque thérapeutique (existante, espérée, anticipée) choisit un modèle clinique validant, une entité illustrative qui en retour apparaît comme un principe organisateur de toute la clinique. Pinel n'a pas fait autre chose, comme l'a montré Swain, à propos de la manie intermittente, qui sous-entend par l'alternance des épisodes la possibilité d'un retour à la raison d'un aliéné qui sera « raisonnable » [9]. Il en est de même avec Jean-Pierre Falret et le modèle d'une entité évolutive prévisible dans la folie circulaire, devenue maladie ; ou à travers le délire raisonnant chez Leuret, où le malade est tout entier dans son délire, comme l'homme est tout entier dans sa passion, que le traitement moral attaque, passion contre passion.

La clinique quitte avec Falret les idées délirantes, qui se suffisaient à elles-mêmes chez Leuret, pour gagner les signes médicaux premiers, ici les troubles de l'humeur. L'observation de Leuret reste nécessaire à ce type d'archive du délire, pour une clinique moins à même d'en faire un relevé exact dans le dialogue. Le délire est entaché d'une immédiateté trop envahissante désormais ; ses idées et ses thèmes n'ont plus comme poids que leur présence au sein d'un tableau clinique ordonné ; il n'y a plus d'argumentaire recevable dans le délire, et la science s'édifie sur la découverte des manifestations cachées qui l'engendre [10].

[8] L'hystérie chez Freud, par exemple.

[9] C'est ce que Hegel reprend de Pinel comme on le sait.

[10] Y compris pour l'aliéné sujet du droit : le juge n'a plus à écouter des raisons délirantes

On ne peut cependant expliquer le succès de l'observation de Leuret uniquement par sa qualité clinique : comme le dit très bien Cotard : les aliénés sont tous désormais négateurs, et la négation du « je » pourrait bien être un modèle archétypique de contrat entre le patient et l'ambiance.
Lorsque Cotard décrit une affection dans laquelle « la disposition négative est portée au plus haut degré », il clôt définitivement une psychiatrie de la rencontre, celle de la période des monomanies et du traitement moral, pour se situer dans une perspective évolutive, en décrivant une manifestation de la chronicité délirante. Naturellement il faut pour cela être dans les conditions d'observer le déroulement de cette chronicité, qui va de la mélancolie anxieuse au délire des négations - ce que l'asile ne permet qu'à partir des années 1850, suivant la logique redéfinie par Parchappe [12].
La lutte des croyances quitte le terrain aliéniste-aliéné pour gagner un champ culturel plus vaste, qui la définit en retour. Leuret dit : « Aujourd'hui les théologiens se retirent et laissent place aux médecins qui expliquent tout par des causes naturelles ». Leuret se pose même à un moment la question de savoir si le traitement moral est à même d'obtenir des réponses déraisonnables. Il y répond en disant que la raison a quelque chose qui oblige l'amour-propre à céder devant elle, même si elle véhicule des préjugés et des erreurs, du côté des croyances religieuses communes qui constituent le « roc primitif que ne peut entamer la bêche du laboureur ». L'aliéniste se pose assez clairement en clerc de la raison, notamment lorsqu'il passe en revue les phénomènes religieux qu'il réattribue au pathologique, comme de nombreux autres aliénistes de l'époque [11]. On pourrait même ajouter que la raison représente à elle seule une « médecine naturelle » du *corpus hippocratum.*
Mais il ne se saisit pas de la Raison de n'importe quelle façon. Nous avions déjà suggéré qu'il y avait du Rousseau chez Leuret, homme du 18ème siècle avancé dans un siècle déjà technique : à la

[11] Cf chapitre suivant : les destins de la foi chez un aliéniste et ses théories.

fois dans le personnage lui-même, écorché et ombrageux, mais aussi dans le style d'une époque, un rapport à la Raison démonstrative que l'on pourrait appeler une certaine mauvaise foi[12]. Cette mauvaise foi, Leuret en revendique l'efficacité, qui lui en fournit aussi l'éthique. L'aliéniste est constamment dans un rôle que l'aliéné justifie par son délire ; l'aliéniste ment dans la mesure où l'aliéné croit en des chimères, pour l'amener d'ailleurs à mentir lui-même, à quitter cette *authenticité morbide* qui le caractérise ; l'aliéniste au nom de la science use des stratagèmes de la Raison.
Ce savoir-faire est une technique de la parole et du stratagème qui vient de loin et rappelle la *metis* des Grecs : il n'est pas besoin de savoir tout, si l'on sait où l'on va [4]. Ces stratagèmes ont de tout temps préfiguré le traitement moral, comme l'ont montré Morel et Quetel [11].
Surtout les rapports entre parole, passion et raison sont encore ceux désignés par Jean-Jacques Rousseau : la passion fait naître les voix, les tropes puis les langues ; la raison est ensuite exercice de *style* [14]. Cette raison a certes des beautés, mais somme toute ce sont d'abord des volontés qui s'affrontent. L'eau froide amène l'aliéné à se ressaisir pour être accessible aux beautés de la Raison, toute entière Vouloir.
Les passions sont ici des emportements, maladifs ou curatifs qui prennent les termes de la thèse d'Esquirol au pied de la lettre, mais annoncent en même temps la mort du traitement moral. Il apparaît ici comme exaspéré, poussé dans ses divers retranchements, où plus grand-chose n'est partageable ou transmissible. La seule leçon que transmet Leuret se résume dans la nécessité d'une énergie considérable et d'un dévouement décourageant. De plus le rapport maître-élève reste très proche du rapport aliéniste-aliéné. Or l'appartenance à la médecine exige autre chose, depuis déjà plusieurs décennies, du côté de la transmissibilité [17].
Leuret se doit d'inventer à chaque pas des figures de rhétorique capables de remplacer les images pieuses qu'il a démolies à

[12] Termes de Jean Paul Sartre.

longueur de pages, au prix d'un certain frisson qui lui fait dire, dans un effort ambigu et voltairien pour concilier le tout :

« Oh ! que dans un monde meilleur le juste soit récompensé ! Que l'espoir de celui qui souffre ne soit point une chimère ! Que l'homme resté pur à l'épreuve du malheur, soit reçu dans le sein de la Divinité !

Et moi, dans mes paroles ou dans mes écrits, puissé-je ne donner jamais lieu à aucune interprétation contraire à la croyance en Dieu ; croyance si vraie pour tous les hommes et si nécessaire aux malheureux. Je désire ardemment que l'on ne se méprenne pas sur le but que je veux atteindre ; je montre la folie, et en cela je remplis un devoir, je montre la folie partout où je la reconnais, je la suis dans nos théories, dans nos traditions, et quand j'enlève le masque dont elle a couvert les idées les plus grandes, les sentiments les plus sublimes, c'est afin d'arriver plus sûrement à l'Eternelle Vérité.
Au lieu d'écouter la voix de la raison, on a voulu s'élever au-dessus d'elle, au lieu de consulter le guide intérieur que Dieu a donné à tous, on a cherché des prodiges. Surpris à l'apparition de quelques phénomènes peu ordinaires, mais pourtant naturels, on y a vu du merveilleux ; et dédaignant les règles vulgaires du bon sens, on a souvent demandé à ceux dont l'esprit était aliéné, des règles de conduite ».

Cette mauvaise foi est aussi un rapport à la croyance religieuse, ultime rempart d'une démonstration qui, dans le traitement moral, préfigure la manière dont les découvertes techniques seront utilisées : *comme des figures de rhétorique.* A ce titre elles pourront ainsi enfler le paradigme initial. L'observation de Leuret ne vaut pas seulement comme archive du délire ; elle précède dans le traitement moral la manière dont la technique comme idéologie va opérer comme thérapeutique, singulièrement vis-à-vis du délire lui-même.

Cotard est de *bonne foi* quant à lui, sans hiatus entre le personnage et la description clinique. Il est l'inventeur d'un délire chronique, qui naît dans le déroulement prévisible d'une maladie, désormais érigé en modèle descriptif de la psychiatrie par Jean-Pierre Falret.

Le délire des négations est la métastase d'un processus qui ne s'origine plus dans la parole et la passion, mais dans l'humeur, concept dont l'ambiguïté sémantique réaffirme la complétude : une altération de l'humeur se suffit à elle-même, elle est maladie et il suffit d'en décliner les altérations, y compris dans le champ du délire. Chez Leuret le délire naît de l'idée exaspérée par la passion, il en est le prolongement morbide. Chez Cotard le délire n'est qu'apparence ou métastase et plus personne ne se ridiculiserait à vouloir en découdre avec lui. D'autant plus que ce délire a une valence anthropologique valable pour toute folie : les aliénés sont tous négateurs ; un point, c'est tout.
Rapports de passions, de paroles et de délires : tout cela a basculé avec Falret pour un temps. La mort du traitement moral emporte avec elle un certain rapport au délire : « la personne de personne » n'obtient aucune réponse de Cotard, le dialogue est ramené à l'appréciation désabusée que les aliénés sont tous négateurs ; ce thème n'existe qu'en fonction de l'affectivité pathologique d'un homme seul face à l'ambiance du monde. C'est une lésion originelle de l'héréditaire, du dégénéré. Le thème du délire des négateurs est pertinent dans le sens où rien ne lui répond, sinon un monde technique qui viendra corriger cette humeur défaillante.
Mais il serait totalement illusoire qu'il ne le fasse pas au nom du stratagème, voire du mensonge. C'est certainement un des prix à payer à l'appartenance à la médecine : le rapport à la technicité, lorsqu'il s'exprime sous forme de raison démonstrative est toujours empreint de la même *mauvaise foi* car, d'une certaine manière, il répond toujours à l'argumentation du délire, en rusant. La technique doit continuer à répondre à la totalité de l'être, à sa complexité.
Le trajet de la belle observation de Leuret ne s'arrête pas à Cotard. Séglas, lorsqu'il fait de la maladie de Cotard un syndrome, en relevant sa présence ailleurs que dans la mélancolie - dans ce qui

deviendra classiquement le négativisme - participe à ce que la « personne de moi-même » passe à la postérité [15]. Ce singulier dialogue, entre cette femme si présente de ne pas dire « je » et cet aliéniste si engagé dans sa passion de le lui faire dire, n'a certainement pas fini de servir de vignette à de nouveaux chapitres de la clinique, si du moins celle-ci supporte toujours d'être un dialogue.

Bibliographie

[1] BERCHERIE (P.) : *Les fondements de la clinique*, Paris, la Bibliothèque d'Ornicar , Seuil, 1980.

[2] *Bulletin de l'académie impériale de médecine*, Tome six, 1853-54

[3] COTARD (J.) : « Du délire des négations », Archives de neurologie, 152-170, 1882.

[4] DETIENNE (M.), VERNANT (J.P.) : *les ruses de l'intelligence : la metis des Grecs*, Paris, Flammarion, 1989.

[5] ESQUIROL (E.) : *De la lypémanie ou mélancolie, présentation par P. Fédida et J. Postel,* Toulouse, Sandoz Editions Privat, 1976.

[6] FALRET (J.P.) : *Leçons cliniques sur les maladies mentales*, Paris, Éditions Baillière, 1854.

[7] GOUREVITCH (M.) : « Éloge de François Leuret », *L'information psychiatrique*, 1968, 44, 9, 843-854.

[8] HAUSTGEN (T.) : *Observations et certificats psychiatriques au XIX*, Ciba éditeur, 1985.

[9] LEURET (F.) : *Du traitement moral*, Paris, Éditions Grochard, 1834.

[10] LOUVET de COUVRAY (J: B.) : *Les amours du chevalier de Faublas*, La Pléiade : Les romanciers du XVIII siècle, Paris, Gallimard, 1965.

[11] MOREL (P.), QUETEL (C.) : *Les médecines de la folie*, Paris, Hachette, 1985.

[12] PARCHAPPE (M.) : *Des principes à suivre dans la fondation et la construction des asiles d'aliénés*, Paris, Masson, 1851.

[13] « Rapport sur le traitement moral de la folie de M. Leuret », *Bulletin de l'académie royale de médecine*, III, 1838.

[14] ROUSSEAU (J.J.) : *Essai sur l'origine des langues*, préface de J. Starobinski. Paris. Champion 1997.

[15] SEGLAS (J.), *Le délire des négations*, Paris, Éditions Masson, 1904 ; cf également J. Séglas *Leçons cliniques sur les maladies mentales et nerveuses*, Paris, Editions Asselin et Houzeau, 1895.

[16] SEMELAIGNE (R.) : *Les pionniers de la psychiatrie française,* Paris, Éditions Baillière et fils, 1930.

[17] SOURNIA (J.C.) : *La médecine révolutionnaire* : 1789-1799, Paris, Payot, 1989.

[18] SWAIN (G.) : *Le sujet de la folie*, Toulouse, Editions Privat, 1977.

[19] TREMINE (T.) : « Sur la folie, par François Leuret », *Synapse*, 1988, 42, p. 68-73

Chapitre quatre

La schizophrénie contractuelle[1]

La délimitation des entités pathologiques, ou les différences nosographiques en psychiatrie, ne peuvent être séparées de leur contexte historique et culturel. L'appartenance déclarée au champ scientifique ne suffit pas à « laïciser » les théories, produits sociaux déterminés, face à la souffrance ou à la déviance psychique reprises dans le champ du pathologique. Ainsi, choisir l'entité « bouffée délirante polymorphe » au lieu de l'entité « schizophrénie aiguë » révèle que le délire garde une certaine pertinence dans son contenu et ses thèmes, qu'il perd ensuite au profit d'une conception pathogénèse/thérapeutique qui va s'empresser de l'éradiquer, sans avoir pour cela à s'intéresser à l'argumentaire du délire lui-même, ou même à l'histoire qui le sous-tend. Entre ces deux conceptions - réponse à l'argumentaire du délire dans le traitement moral et nosologie d'origine neurophysiologique - s'est édifié progressivement un appareillage technique se présentant avec toutes les apparences du « vrai », du réel indiscutable.
La place de l'anthropologie en psychiatrie est rendue nécessaire par ces effets de vérité, de capture imaginaire inhérente aux théories. Il s'installe entre le patient et le thérapeute une relation fermée, dans un cadre conceptuel donné, souvent tautologique. Cette réflexion se nourrit naturellement de l'ethnopsychiatrie et de l'histoire de la psychiatrie, l'observation des différences nous faisant appréhender notre propre singularité . Elle ne saurait se contenter de prendre en compte les discours différents des patients, sans s'intéresser de près au savoir du clinicien, à ses références techniques, aux conséquences sociales que cela entraîne. Les études disponibles sur ces phénomènes sont considérables ; elles se réfèrent chacune à un corpus doctrinal engagé : ethnopsychiatrie, psychanalyse, culturalisme etc....

[1] Article initialement paru dans la revue « l'Information Psychiatrique » en Novembre 1996.

Il apparaît intéressant de quitter provisoirement l'examen critique des positions doctrinales, pour suivre pas à pas la construction d'un contrat entre un patient et l'ambiance technique qui lui répond
Cet examen n'a pas la prétention de construire un méta-langage sur des phénomènes historiques et culturels. En reprenant une remarque de Vattimo, on peut dire que le «relativisme culturel » parle d'univers culturels autonomes, mais n'indique pas celui auquel appartient la théorie relativiste elle-même [19]. C'est le fameux «argument de rétorsion», évoqué par Isabelle Stengers[18]. Il n'empêche que le doute, le soupçon et le regard tiers sont toujours nécessaires ; les sciences les plus exactes sont reconnues maintenant comme des entreprises sociales, et les limites entre sciences humaines idiographiques et sciences naturelles nomothétiques sont devenues relatives.
Paradoxalement, c'est dans le domaine de la psychiatrie que cette relativité disparaît souvent : décrire devient expliquer, la description fait causalité avec des conséquences importantes sur l'évolution du patient et même des résultats économiques surprenants lorsqu'il s'agit de prescriptions. La confusion entre hypothèses de recherche et clinique quotidienne, conduit à un constat désabusé et déprimant, si l'hypothèse se révèle stérile ou n'est pas d'emblée suivie par une autre. Cela aboutit à des effets de capture imaginaire ou à des nosographies contraignantes, utiles dans certains domaines de la recherche, en réduisant le champ de l'expérience, mais qui semblent exister en lieu et place d'une psychopathologie, par le glissement des outils de recherche biologiques, ou épidémiologiques, vers une pratique clinique ressentie comme opératoire.
Cette situation n'est pas le fait uniquement du praticien : quelque chose dans la rencontre clinique elle-même l'appelle ; il existe une transaction moderne entre patient et savoir médical où personne n'est passif. Les résultats seront naturellement complètement différents suivant les grands registres de la souffrance psychique, les époques, les effets de mode, les cultures, etc. C'est donc à une anthropologie de ces *contrats* que nous nous intéressons, de façon

à disposer dans la rencontre d'un point de vue tiers et différent. Il s'agit dans la clinique de mettre à disposition une certaine distance avec ce que Devereux appelait une «reculturation de la science» qui en fait, avec la psychanalyse, une «idole de place publique» [7].

Dès lors, l'anthropologie psychiatrique ne saurait se limiter au recensement des expressions pathoplastiques du symptôme, en fonction de structures hypothétiques identiques. D'ailleurs, l'emploi du vocable paradigmatique « *structure* » est de ce point de vue illustratif. La notion de structure est d'abord variable selon les auteurs, historiquement datée, bien qu'elle n'ait guère souffert de distance pendant près de quarante ans, faisant se rejoindre des abords de la pathologie fort éloignés au départ.

Si l'on pouvait résumer ce qui vient d'être dit, l'anthropologie psychiatrique consiste à ne pas accepter qu'un savoir aboutisse pour un patient donné à la définition : «C'est un...». Et pourtant, comme nous le disions, il y a probablement dans la pathologie elle même, confrontée à la médecine, tout un effort pour que cela se passe ainsi. Ces phénomènes méritent d'être à la fois étudiés de manière pratique, dans la rencontre des patients avec les institutions, mais aussi de manière plus théorique, dans la relation au savoir et aux théories.

La théorie réalisée

La pathologie évolue avec son temps; les modes de stabilisation, d'équilibre ou de rupture entre l'ambiance et le sujet changent continuellement. Ils entraînent des qualités différentes dans les rapports à la réalité, à la vie sociale et à la culture. Devant ces phénomènes, il va de soi que le patient ou le thérapeute n'ont qu'une possibilité limitée d'initiatives, au sein d'une ambiance déterminée. Ils n'ont même à leur disposition qu'un nombre fini *d'outils de langage* pour exprimer les phénomènes qui les intéressent; discours technico-scientifique et schizophrénie n'échappent pas à ces phénomènes. Lors de certains processus schizophréniques, on peut être attiré par cette propension à se servir du discours de l'interlocuteur sur la pathogénie, la structure ou la thérapeutique de l'affection pour y trouver une place particulière, certes aliénée mais possible, *dégageant alors certains espaces de liberté.* Le discours savant se retrouve en miroir chez le malade comme déterminant, prothèse, voire persécution sous forme d'un délire ou d'un comportement qui lui répond. Les échanges entre patient, thérapeutes et institutions se font alors sous forme de questions-réponses attendues et codifiées, validées parfois par un discours savant. Nous avons pu décrire certaines modalités caricaturales de ces phénomènes à travers l'emploi du vocable «bien connu» pour un patient, la «connaissance» que l'on a d'un patient dès qu'il est «vu» se résumant à une réponse standardisée, en vis-à-vis, *indépassable dans un espace donné.* Un comportement ou une situation clé, souvent remarqué dans une pseudo-urgence, déclenche un savoir « mythique » : *le bien connu*, postulant des manières d'être répétitives, figées et parfaitement contractuelles entre le patient et l'institution. Maintes fois, ce savoir renvoie curieusement à un dossier médical inaccessible de par son volume ! L'analyse clinique *a fortiori* des «petites différences» (Fedida) est jugée inutile, avec tout ce que cela signifie d'essoufflement désabusé de part et d'autre, mais aussi de liberté en dehors de la situation piégée [16].

Cela nous amène à réfléchir sur le destin que peuvent connaître les figures de nos discours à travers une identité vacillante. Les développements théoriques, lorsqu'ils s'affrontent à l'entité « schizophrénie », montrent une tendance à trop bien réussir, en constituant des modèles identificatoires aliénants, selon des modalités qui restent à décrire où s'élaborent des normes vivantes, incarnées chez le schizophrène, puis valables ensuite pour le commun des mortels. D'une manière plus générale, les schizophrénies et l'ambiance tentent d'établir entre elles des rapports stables, par des processus dont nous essaierons de saisir certains aspects , sans avoir la prétention de les décrire tous.

Rapidement, nous pourrions en donner l'aperçu suivant : la schizophrénie vise à assurer une certaine stabilité des relations de cause à effet, en passant par un nombre limité de *symboles clés* ou de *syntagmes restreints.*

En ce sens, elle est une *lecture ontique des théories de l'humain,* et remplit ainsi sa fonction d'analyseur anthropologique. Certains phénomènes cliniques peuvent avoir ce sens, cet effet : transformer les connaissances de l'autre en une concaténation imparable dans laquelle le sujet se laissera vivre, à la fois dans une situation de confort psychique et de perte de ses capacités créatives. A ce titre, pour reprendre une expression de Hochmann, l'institution est d'abord mentale, lorsqu'elle répond de manière contractuelle à cet enchaînement [12].

La psychiatrie ne se résume pas aux inventions de praticiens soucieux d'adapter un outil de soins théorico-pratique aux besoins de leurs patients ; elle est le résultat d'échanges incessants entre thérapeutes, patients et ambiance, dans lesquels certaines normes apparaissent, plus ou moins adaptables, plus ou moins exigeantes. Hochmann donne comme position à la théorisation de la psychose d'élaborer «une construction mythique, conte qui relie ce qui est délié (...) un espace potentiel de mentalisation», l'institution mentale assurant cette fonction mythopoïétique.

Tout en étant en accord avec ces formulations reprises de façon différente par Azoulay [2], une analyse plus précise nous conduit à examiner les différentes fonctions de cette institution mentale, les modèles qu'elle propose, les normes qu'elle contient, la liberté créatrice qu'elle laisse ou permet en *termes de transactions de savoirs.*

La pathologie est à la fois la mise en scène d'une défaillance et déjà une solution, ou une tentative de solution qui maintient, permet ou supporte un rapport à l'autre ; le langage l'exige. Si la solution se révèle fiable, elle se répète et se fige, elle devient perceptible. Le reste de la vie psychique peut demeurer fluide et silencieux, les bornes d'amarrage sont disponibles, à portée de main. Ce jeu entre la prime de plaisir liée à la découverte d'espaces nouveaux, pourtant précédemment redoutés, et la proximité de possibilités de réassurance, constitue un facteur essentiel de réussite ou d'échec thérapeutique. Il rappelle de part et d'autre, le jeu entre l'auteur et le lecteur du roman, que Jauss a décrit dans ses travaux sur l'esthétique de la réception. [13]. C'est ensuite un peu plus de créativité permise, sans fission du reste de la personnalité qui , modestement, se révèle être l'aboutissement authentique de l'effort thérapeutique, sans que le thérapeute n'en sache rien !

L'expression métaphorique «à portée de main» que nous avons employé veut signifier que des processus de personnation, et même d'incarnation du sujet sont toujours en balance, entre le fonctionnement mental du thérapeute ou de l'institution, ses ancrages théoriques et sa représentation du malade, ainsi que la manière dont celui-ci s'en saisit. Le patient schizophréne ne peut se permettre de rencontrer le «divers» de l'existence sans le faire passer par un tamis délirant, ou par le poros d'une relation prévisible, ou de manière plus élaborée par un scénario écrit à plusieurs. Parallèlement, le thérapeute et l'institution ne peuvent s'accommoder d'une trop grande liberté de relations, de rapports avec les patients qu'ils fréquentent. Les différentes déclinaisons de l'institution soignante possèdent leurs délires ou leurs stéréotypies, points d'ancrage ou de stabilité nécessaires pour un temps et qui constituent ce que l'on appelle communément le cadre thérapeutique. Une des caractéristiques habituelles de ces phénomènes consiste à prendre une modalité descriptive pour la causalité de tout ce qui viendra se présenter comme manifestation comportementale.

On passera alors à un discours restreint ou au vocable diagnostique anticipant toute compréhension : «C'est un...». En retour, le patient schizophrène se laisse vivre assez aisément sous ce vocable, qui fait causalité pour tout: il adopte un fonctionnement mental en miroir. Le fonds de son activité est déterminé par une manière d'être qui apparaît comme une étrange normalité : c'est une des caractéristiques de la personnalité «comme si», caricature du traitement moral, du décorum ou du protocole de l'appareil social, dont il essaye de saisir une logique comportementale, simple et stable. On retrouvera ces logiques contemporaines réifiées dans les pièces de Beckett, les romans de Musil ou les poèmes de Pessoa.

Les contrats imaginaires

Dans les processus chroniques, un accord est passé entre savoirs, institutions et manières d'être ; les manières d'être viennent s'imbriquer comme dans un jeu de construction, un *contrat* stable est établi. Le terme contrat offre ici l'avantage de situer ces phénomènes dans une des caractéristiques de l'évolution de la société civile, que l'on appelle d'ailleurs parfois maintenant *civilisation du contrat.* Chauvière situe la pratique du contrat «au fondement des institutions sociales (...) de l'intervention sociale et plus généralement au fondement du lien social» [5]. A des fins de stabilité psychique et sociale, il faut coûte que coûte trouver un accord entre parties, désormais disponible et qui puisse être aisément retrouvé.
Repris dans le registre des identifications, installé dans la déhiscence ou la faillite d'autres registres socioculturels, encadré et validé dans le registre scientifique ou plutôt technologique, le contrat est surtout un contrat imaginaire, structurant certaines manières d'être. Si nous employons le terme *«manière d'être»,* ce n'est pas en référence à un comportement, mais à un symptôme ou un ensemble de symptômes qui règlent provisoirement tout ou partie de l'identité, de la personnation, de l'être, tout en assurant une certaine permanence de l'univers.
Il est aisé de constater que la pensée du schizophrène a une visée non seulement de permanence du monde, mais de stabilité de l'ambiance et *de la pensée du thérapeute.* D'ailleurs, l'ambiance saura rapidement faire savoir au patient qu'une certaine stabilité de sa manière d'être lui est indispensable en retour, et qu'il doit fournir des figures adéquates au fonctionnement de l'institution.

Ces manières d'être sont stéréotypées de part et d'autre, dans l'acception psychiatrique du terme. Elles justifient leur existence réciproque, patient ou institution. Plus précisément, un certain type de patient justifie l'existence d'une certaine manière d'être de l'institution. Naturellement, il s'agit du côté le plus répétitif, le moins mobilisable qui dégage une *partie libre,* celle qui sera soumise à l'épreuve du risque, du hasard, de la contingence.
Les aspects les plus mobilisables peuvent ainsi fonctionner «par ailleurs», pour la «prime de plaisir» quant à eux, pour reprendre cette célèbre expression de Freud [9]. Le contrat est valable pour une rencontre, un temps et un espace précis, un contexte donné dans une ambiance donnée, mais il représente toujours une formalisation des relations interindividuelles ou intergroupales de résolution de certains conflits [5].

Aujourd'hui, compte tenu de l'évolution des modes de prise en charge, du cadre communautaire et des psychotropes, le déficit existentiel dans la schizophrénie, dont la symptomatologie a été reprise par Andreasen dans la notion de symptômes négatifs, représente l'évolution des modes de stabilisation contractuels, sur le mode despécifié du handicap. Certaines notions théoriques valent surtout comme des produits cognitifs adéquats, apparus dans l'ambiance et devenus pertinents par la manière dont les patients schizophrènes vont s'en emparer et les réifier, pour résoudre des problèmes identitaires.

La solution « déficitaire » est notée comme appartenant au patient schizophrène et, à la suite des travaux de Crow, Andreasen et Carpenter, comme tout ce qui ne serait pas dû à l'isolement, la dépression, la prise de drogue ou d'alcool, les stimulations vitales minimales, les idées délirantes ou les neuroleptiques. Le «déficit» renvoie à un sujet naturel élevé dans les cieux dont l'abord est essentiellement éthologique. Or, à chaque pas, c'est au contraire l'illustration d'un processus contractuel particulier entre

l'environnement, les thérapeutiques, les théories et la schizophrénie qui se réalise [1].
Dans cette conception, on peut admettre que le détachement, pare-excitation et rétrécissement des facultés cognitives entraînés par les neuroleptiques, n'a de succès que parce que cela correspond à une stratégie *naturelle* de la vulnérabilité schizophrénique, dans une ambiance où il faut répondre pas à pas à de nouvelles sollicitations menaçant l'identité. Ce sont des contrats d'un nouvel agencement de l'ambiance que les patients et les thérapeutiques établissent. Cela signifie que le patient schizophrène crée/saisit alors dans l'ambiance, une manière d'être qui remplit, à notre époque, plusieurs caractères particuliers :

- Les symptômes décrits sont peu spécifiques, et c'est plutôt par la quantité plus que par une qualité différente qu'ils définissent un tableau clinique. On retrouve ici la notion transposée de « banal », finement décrite par Sami Ali [17].
- L'ensemble est particulièrement illustratif d'un certain rapport de l'ambiance socioculturelle à *l'individu* (et non au sujet ou à la personne), dès que se pose un problème grave lié à l'identité, quel qu'il soit.
- Ce rapport implique l'existence d'un paradigme idéologique particulier où patient et institution fonctionnent comme *outils* l'un de l'autre.
- Il sert de volant d'entraînement à un secteur social, en faisant se constituer autour de lui un ensemble mécanisé d'entretien. Le schizophrène travaille lui aussi pour le groupe, dans le sens où il construit, chez l'autre, un mode de réponse disponible pour d'autres pathologies.

La stabilité des contrats n'est pas facilement linéaire, diachronique. De la sorte, à l'opposé du déficit existentiel stable, la crise répétitive n'a rien de spontané ; elle montre une opposition illustrative de l'époque entre l'aigu médicalisé et le chronique relevant de l'assistance ou du tutorat ; à moins que l'aigu lui-même ne devienne chronique, dans sa répétition, piégeant alors les

schémas trop simples [16]. Mais au bout du compte, certaines figures plus particulières sont d'ores et déjà aisément repérables selon leur rapport au temps, à la répétition, etc ; elles ne correspondent pas forcément à des formes cliniques classiques mais permettent de les reprendre comme des efforts contractuels.
Maints aspects de l'évolution de la psychiatrie elle-même peuvent être illustrés par l'évolution de ces contrats. Tout en étant des contrats de comportements, des «patterns» de conduite pour les institutions et les patients, ils sont avant tout des *contrats imaginaires.* L'évolution considérable des rapports folie-Socius s'est faite à travers l'apparition, ou la réapparition d'un imaginaire immédiatement partageable entre les productions psychiques du délire, ou du simple désarroi chez le patient, les avatars du contre-transfert, de l'investissement ou du rêve chez le soignant. Les protagonistes se retrouvaient situés dans une série de théories communes où ils pouvaient se reconnaître, la psychanalyse étant restée dominante en France.
Cela ne doit pas être pris de manière négative, car dans ces échanges se situe la possibilité d'une psychiatrie communautaire, une communauté partagée de l'imaginaire, réalisée maintenant dans des théories afférentes à une certaine scientificité, obéissant cependant à des effets de mode. Grinker et Harrow ont fait justement remarquer que les théories générales de l'activité de penser ont eu immédiatement tendance à incorporer la schizophrénie [10].
Mais cela ne s'est pas fait sans conséquences sur les théories elles-mêmes. Car, à la limite de cette capacité de penser, la description est devenue causalité, qui elle même est devenue norme réifiée, qui elle-même redevient manière d'être. La notion de contrat implique donc l'existence de deux contractants, obéissant à des représentations imaginaires partagées et impliquant de part et d'autre des processus de reconnaissance mutuelle dans une ambiance donnée. Le contrat est une transaction entre savoirs, savoir-faire et manières d'être, impliquant les mécanismes habituels de l'identification. L'identification à un savoir et la

transaction qui s'opère entre patient et psychiatrie n'est guère différente de l'identification décrite par Freud, à cela près que c'est d'abord au *savoir total* de l'autre que le sujet s'identifie par le *trait,* sous forme de syntagme ou de mot clé.

Le contrat est aussi un contrat *d'aliénation* de part et d'autre: il délimite une part non négociable, aliénable de la personne et de son répondant ; mais aussi en retour une part de secret, variable selon les patients et les institutions mentales, dont nous ne percevons l'existence que par bribes. Le partage peut exister, et c'est là un résultat idéal, entre la vie sociale du patient, sa vie institutionnelle et sa famille. Le clivage en sera d'autant plus évident. On peut constater ce clivage du fait que nombre de patients tiennent des discours totalement différents selon les diverses institutions ou les vis-à-vis qu'ils fréquentent : hôpital, dispensaire, services de soins à domicile. Les soignants aussi, bien que cela ne soit ni si facile, ni si naturel !

Il faut bien s'imaginer alors que l'essentiel, si fragile soit-il, nous échappe; qu'il existe un espace de liberté, de quant-à-soi qui, fort heureusement, n'intéresse pas le clinicien et son langage. La vie du patient sort du domaine de la connaissance partagée, pour gagner celui du secret ou du risque. Il est probable, tout au moins souhaitable, que tout ce jeu d'ancrages en l'autre n'existe finalement qu'afin que l'espace alliant la contingence, le secret et le risque puisse exister.

Des processus contraignants entre le langage technique, outil d'une modification des manières d'être et le patient, ont établi des ancrages, qui laissent un peu de mou pour naviguer dans le reste de l'existence, de l'imaginaire devrais-je dire, et accordent au patient cette part d'intimité indispensable. Ces processus contraignants s'adressent avant tout à la pensée. Ils n'obéissent pas à un mouvement naturel de la pensée scientifique : ils sont réalisés, mis en œuvre dans la rencontre elle-même, agis en termes de connaissance de l'autre , pragmatiques et spatialisés.

La répétition et l'espace/temps

La schizophrénie vise à s'assurer un ancrage stable en l'autre chez lequel ce qu'elle représente renvoie à un système savant, qu'elle ferme comme un mythe, avec toutes ses caractéristiques d'agencement spatial et d'historicité, mais aussi de mise en pratique. En ce sens elle *réalise* les systèmes conceptuels, elle les objective en systèmes contraignants, fermés, d'où sont évacuées contingence et découverte de l'autre dans un espace donné : tout se réalise et se déroule dans le registre du *bien connu.* La rencontre entre les deux interlocuteurs, le technicien et le patient, ramène une connaissance immédiate, fermée et quasiment indépassable de l'un pour l'autre, où toute l'histoire est résumée hic et nunc.

La réification, reprise par Gabel dans le champ des schizophrénies, n'est pas autre chose que ce mouvement de spatialisation de l'histoire, de transformation des processus de connaissance technique en une idéologie, contraignante par l'efficacité identificatoire qu'elle propose. Faute de réaliser la paranoïa dans son délire, c'est l'autre qui sera mis en demeure d'y pourvoir, à travers ses propres processus de connaissance. Il faudra cependant que cette paranoïa soit constamment «à portée de main» et saisissable, souvent dans un espace donné ou dans une certaine forme de vis-à-vis.

La rencontre n'a pas besoin d'être toujours la même, et peut selon les lieux, différer. Cette mobilité topologique de la pathologie peut alors signifier plusieurs contrats ou des contrats accessoires qui constituent une chaîne logique et signifiante, une galerie des glaces que le patient parcourt sans fin mais dont il ne sort guère, apparemment.

Certaines questions essentielles apparaissent alors

- Comment se constituent les imago du sujet souffrant, entre pathologie schizophrénique et idéologie technique ?
- Comment la pathologie et son répondant doivent-ils trouver/créer maintenant ces contrats et manières d'être modernes ?

- Par quelles voies le mythe se déplace-t-il à la technique ?
- Comment se concrétise le savoir dans les manières d'être modernes ? Faut-il y voir de nouveaux processus liés par exemple au monde de l'image, du visuel ; des phénomènes tels que la possession sont-ils encore opérants, bien qu'aménagés ?

Nous avons déjà noté ailleurs que les aspects narratifs sont dévalués en tant que *risque* au profit d'une histoire déjà fournie , accompagnant une imago largement répandue et obéissant à des effets de mode, comme dans les pathologies affectives où la réponse doit être visuelle et immédiate. Dans les processus où une vulnérabilité de fond prime, le sujet ne se jette pas sur un savoir consommable, de par sa vulnérabilité et sa peur du risque ; il lui faudra du temps et de la répétition pour que le scénario partagé convienne enfin.

Une première réponse consiste à observer déjà que le *temps* s'épaissit en fonction de *lieux* bien déterminés qui servent de bornes d'ancrage, où des symptômes plus aisément repérables sont donnés à observer. Ce ne sont plus des étapes prévisibles que le sujet pouvait parcourir pour retrouver une cosmogonie, une cosmologie et une filiation : le *visuel*, le *vis-à-vis* priment sur le récit et organisent la rencontre.

A priori, le sujet choisit moins ses manières d'être dans des figures pré-formées, où le groupe lui donnait une possibilité d'expression de sa pathologie, accompagnée éventuellement de thérapeutiques ritualisées.

Il devra évoluer dans cette *culture du contrat*, qui signifie à chaque pas qu'il faut formaliser des manières d'être stables ou réifiées avec, dans le champ qui nous intéresse, une validation approximative par la technologie et la science et un effort pour arriver à un résultat valable de part et d'autre, selon la gravité de la déstructuration de l'être au monde.

Dans les deux cas, lorsqu'il faut concrétiser entre l'ambiance et le sujet souffrant des rapports qui trouvent une certaine stabilité, ou qui répondent à l'exigence immédiate d'un visuel apaisant, on s'aperçoit que les instruments maintenant disponibles, pouvant être à l'origine de *figures de la chronicité,* sont peut-être tout aussi contraignants que d'autres plus anciens, devenus en partie obsolètes. Il va de soi que nous n'avons pas de réponses finies à tous ces phénomènes. Nous constatons le primat de la topologie sur l'histoire, du *visuel sur l'intrigue* où se vérifient certains des aspects de la loi sociologique de Maine, *du statut au contrat* : l'être n'est plus figé dans un statut prédéterminé par un agencement culturel, mais il doit trouver des points d'ancrage nouveaux, dans ses relations à l'ambiance.

Nous retrouvons Popper, selon lequel les théories les plus performantes ne sont jamais des théories vraies mais seulement des théories qui ne sont pas encore fausses, *en inversant les termes* [14]. Affrontées aux problèmes profonds de personnalité ou de vulnérabilité, les théories deviennent de plus en plus *vraies,* et c'est sans doute contradictoirement en psychiatrie que le doute est maintenant le moins présent. Il suffit de constater l'inflation du terme apodictique de guérison chez des auteurs se réclamant de l'ethnopsychiatrie ou, tout au contraire, dans les protocoles d'expérimentation les plus médicalisés.

Nous disions que Devereux évoquait la science ou la psychanalyse devenues «idoles de la place publique», essentiellement par le fait qu'une découverte partielle proche des sciences positives est immédiatement disponible pour tous : par ce *trait* elle devient un appareil psychique, la complexité psychique elle même, alors que paradoxalement, dans d'autres démarches scientifiques, le point le plus stable n'est que la limite d'une théorie complexe incluant l'observateur lui-même.

Cet effet de « vérité », que Popper appliquait à la psychanalyse, est une des grandes caractéristiques de notre temps. Tout cela devient *vrai*, d'un vrai abondant, nourrissant, fascinant et *transparent* pour le patient comme pour le thérapeute, qui a cependant pour cela besoin d'avoir oublié l'histoire des concepts, dont la répétition le rendrait probablement plus humble. Ces derniers aspects sont particuliers aux pathologies affectives, alors que dans les schizophrénies la démarche est différente. Dans les deux cas, nous vivons dans une orgie de vrai et de réel.

Si dans la relation thérapeutique ne peut apparaître une construction partagée, une histoire «affectivement» plausible et partageable, un «mythe étiologique», pour reprendre l'expression d'Azoulay [2], c'est alors le glissement vers un autre type de rapport à l'autre, où domine une normalité réifiée, incarnée dans une manière d'être, toujours disponible puisqu'elle est l'effet primaire d'une rencontre avec la psychiatrie ; une manière d'être *anatomique* et opératoire obéissant à certains processus de connaissance particuliers, qui fait apparaître quelque chose qui n'existait auparavant que du côté de l'oubli : la normalité.

Réification, loi de Maine, la technique comme idéologie, constituent des domaines largement développés ailleurs, et qui ont évolué depuis. Si Habermas est allé bien vite en annonçant la mort de la métaphysique, la relation décrite par cet auteur entre l'homofaber, qui «se trouve confronté à ses actes, devenu indépendant et ayant pris la forme de produits (..) et l'homofabricatus, lui-même intégré à son appareil technique» [11], est à mon avis une des grandes caractéristiques de la relation technique, qui supporte et détermine la forme et les symptômes, et devient particulièrement observable dans la pathologie psychiatrique dite chronique.

L'hallucination est déjà un point de vue

Si l'on veut saisir de manière intuitive ce que peuvent être ces contrats, il faut probablement s'intéresser aux pathologies dans lesquelles ils sont représentés de manière dépouillée, massive et même dans des pathologies apparemment très processuelles et moins sensibles à l'environnement. Par exemple, la stéréotypie chez l'enfant autiste ou chez le sujet soumis à un cadre de vie uniforme et répétitif en résume probablement nombre des caractères les plus réifiés, puisqu'elle est elle-même le point limite des phénomènes les plus complexes, telle la pomme de Newton à la théorie de la relativité. Car contrairement à ce que Guiraud pensait, la stéréotypie ne se forme pas en se vidant de sens, elle souffre non de pauvreté mais d'un excès de sens, à la manière de l'outil qui adapte à son objet tout ce qui a servi à faire l'outil, se concentrant dans sa manière d'être, précise et bornée. Une condensation fonctionne ainsi comme un volant d'entraînement et permet à chaque tour de roue la petite différence devenue acceptable. La stéréotypie est déclenchée par des modifications de l'ambiance qu'elle veut rendre vivables : l'arrivée d'un tiers, un événement, un geste, un peu d'imprévisible. En cela, la stéréotypie est le plus parfait exemple d'une stratégie de la psychose parfaitement adaptée : geste du corps, avec parfois des mots, qui vient résumer le sujet *de visu,* lui fournit un passage avec l'ambiance et permet à une petite part du hasard, de risque et de découverte de se manifester sans trop d'éclats. S'il y a de grandes différences entre la stéréotypie chez l'enfant autiste et les manières d'être stéréotypées de tout un chacun, Bleuler en notait déjà les accointances [3]. Il s'agit moins de contrats que de *points d'ancrage* qui rendent négociable le reste de l'existence, sans avoir à créer, à investir à chaque moment un soubassement qui sauvegarde l'identité. Rôle classique des habitudes, dira-t-on. Ce qui nous intéresse ici les précède : à travers la genèse de part et d'autre de ces contrats, dans leur rapport particulier à l'espace/temps, dans la représentation imaginaire qu'ils offrent et l'ambiance dans laquelle ils se constituent. Mais aussi dans l'espace de liberté qu'ils permettent, et le rôle universel qu'ils peuvent jouer pour tout problème lié à l'identité. Une des caractéristiques de la solidité de ces contrats tient au fait que le patient schizophrène continue d'être un garant culturel, au titre des limites de la capacité de penser, même au titre du *négatif*, ou du *banal*, car une permanence du savoir de l'autre lui est nécessaire [1, 17].

La méthode ne prétend en aucun cas se substituer à la clinique des affections psychiatriques et, pour reprendre cette expression de

Descombey, à sa commensale la psychopathologie. Dès sa naissance, la psychiatrie a eu pour tâche d'élaborer une succession de figures stables des rapports humains, en remplacement d'autres devenus obsolètes. Avec cette différence considérable : les rapports ne sont plus soutenus par des représentations à l'intérieur d'une cosmogonie et d'une cosmologie figées, comme cela existe encore dans d'autres cultures. Du moins, si ces représentations existent encore, elles sont trop éloignées de l'expérience immédiate, de l'image spéculaire : elles ne sont plus «à portée de main». Le rapport à la technicité médicale, à l'agencement dans les maladies fait se déplacer les compétences ; les figures cosmologiques ne disparaissent pas, mais la psychiatrie ne les entend plus. Les sectes deviennent alors des asiles commodes.

Très tôt, l'aliéniste élabore avec son patient des modèles contractuels d'où émergent lentement des catégories nouvelles. Ces catégories ne sont pas uniquement nosographiques ; elles sont aussi socioculturelles : le dégénéré, le dément, le handicapé, pour en citer certaines. Ces catégories vagues, réifiées lors des processus psychotiques, vaudront pour d'autres pathologies, ou du moins seront disponibles pour un temps donné.

L'effort de précision scientifique, le mouvement considérable d'amélioration des thérapeutiques de ces dernières décennies, n'ont pas empêché l'existence de concrétions vésaniques, en termes de sous-citoyenneté. A l'inverse, pour des pathologies où l'identité est moins immédiatement mise en cause - angoisse, dépression - on dit banalement que l'évolution générale des rapports humains se fait vers une libération apparente des idéologies qui les sous-tendent, ou du moins vers leur fragmentation, sous forme de «bits» informatiques dans lesquels il faut s'insérer. Dans les deux cas, pathologie « volatile » ou processus psychotiques, la définition du trouble comme symptôme dans le champ de la psychiatrie implique l'existence d'un scénario, défini dans le champ de la technicité.

En comparant ces scénari auxquels les contrats modernes se réfèrent aux modes évolutifs plus anciens, on pourrait ainsi tenter une classification des discours disponibles selon leur agencement (ouvert-fermé), leur succès, etc. On irait ainsi du discours maniaque et kaléidoscopique au discours paranoïaque ou paraphrénique, en somme.

Notons que le discours technique est d'autant plus élaboré, voire maniéré, qu'il s'adresse à des manifestations cliniques éloignées d'un délire constitué et argumenté. Il est ainsi beaucoup plus compétent pour les manifestations affectives ou comportementales, et devient de moins en moins adéquat aux délires, dont il ignore progressivement les figures imaginaires. Les théories qui s'intéressent à la dimension diachronique et à l'historicité, deviennent de ce fait moins pertinentes ; ou s'effacent devant celles qui s'appuient sur la dimension synchronique et directement « imagée » Tout ce qui est « récit » devient relativement impertinent, sauf à se limiter à l'anamnèse courte en vis-à-vis. L'anamnèse n'est pas l'histoire ; le patient et l'institution cherchent des solutions contractuelles peu langagières, pragmatiques, facilement repérables et répétitives dans un espace donné.

La civilisation du contrat exige que le patient et son répondant élaborent, en *vis-à-vis* et sous le registre technique, de nouvelles manières d'être. Mais certains «visuels», compris comme des savoirs concrétisés dans des manières d'être, immédiatement disponibles sur le mode de l'hallucination ou du rêve, deviennent plus consistants et s'arrangent des catégories modernes : la norme, le mode de la communication, la technique et les médias, etc., le tout dans un processus qui va nécessairement de l'incarnation au discours. Naturellement, il est plus facile d'en examiner les arrangements à travers des manières d'être situé à la frontière entre les catégories cliniques et l'ambiance, et qui présentent à ce titre une «sensibilité» illustrative : le «comme si», le «bien connu», « le criseur chronique » etc…

Pour conclure

Il faut se demander quelles sont les limites de cette méthode elle-même ; il n'existe pas de lecture naïve a-théorique des symptômes. Il suffit de citer encore Popper: «A aucune étape du développement scientifique, nous ne commençons par quelque chose qui ne ressemble à une théorie, une hypothèse, une opinion préconçue ou un problème qui en quelque façon guide nos observations et qui nous aide à choisir parmi les innombrables sujets d'observation ceux qui peuvent être intéressants» [14].

On peut ajouter, avec Devereux: «Dans l'étude de l'homme, il est non seulement possible mais obligatoire d'expliquer un comportement, déjà expliqué d'une manière, aussi d'une autre manière» [7]. Ici, la méthode colle à son sujet : une description faite dans un système de lecture doit obligatoirement être confrontée à une autre lecture. Causalité directe, circulaire et compréhension doivent se superposer, sans forcément devoir se rejoindre dans un méta-modèle.

Cette leçon magistrale de Devereux se doit d'être réactualisée, car non seulement elle est plus fidèle à la complexité psychique, mais permet d'avoir un regard possible sur les effets de son propre discours. La prise en compte d'une phénoménologie des contrats du pathologique n'est pas un méta-regard ou un méta-discours, mais consistera forcément en un *point de vue* différent.

Certes, il n'est pas facile de naviguer entre des modes de fréquentation des institutions, des évolutions cliniques, la diversité de l'histoire de la psychiatrie et de ses références théoriques, sans être pris dans des effets pervers de permanence du savoir, mais cela a un but essentiel : entretenir le doute. Le scientisme ne réside plus dans la prétention de la science à vouloir tout expliquer mais dans la certitude hautaine d'une vérité de *passage* qui se révèle être, dans la rencontre clinique, *un point de vue* ; l'hallucination en est un autre, pour le patient. La méthode complémentariste définie par

Devereux signifie que dans la rencontre clinique, le thérapeute est, lui aussi, dans un rapport contractuel avec ses propres connaissances. La civilisation du contrat implique une redéfinition pas à pas de mes rapports avec les autres, et la disparition des figures autrefois disponibles de la prédestination. Ce mouvement, entamé dés la Renaissance, intéresse aussi bien le patient que le médecin, modifie le cadre thérapeutique et la pathologie elle même.

Bibliographie

[1] ANDREASEN (N.C.), GROVEW (M.): « Evaluation of positive and negative symptoms in schizophrenia », *Psychiatrie et Psychobiologie 1,* 2, 1986, pp.108-121.

[2] AZOULAY (J.) : « Le patient et son histoire, ses constructions successives dans le traitement des états psychotiques », *L'Information Psychiatrique,* 66, 2, 1990, pp. 117-131.

[3] BLEULER (E.) : *« Dementia precox ou groupe des schizophrénies »,* traduction Viallard, Paris, Éditions EPEL-GREC, 1993.

[4] BRETON (P.): *L'Utopie de la communication,* Paris, La Découverte, 1992.

[5] CHAUVIÈRE (M.): « Une culture du contrat », *Informations sociales,* 19, 1992, pp. 26-33.

[6] DEBRAY (Q.), PACHOUD (B.): *Le récit, aspects philosophiques, cognitifs et psychopathologiques,* Paris, Masson, 1992.

[7] DEVEREUX (G.): *Ethnopsychanalyse complémentariste,* Paris, Flammarion, 1972.

[8] DEBRAY (R.): *Vie et mort de l'image. Une histoire du regard en Occident,* Paris, Gallimard, NRF, 1992.

[9] FREUD (S.): « Pour introduire le narcissisme », *in La Vie sexuelle,* Paris, PUF, 1969

[10] GRINKER (R.R.), HARROW (M.): *Clinical researchs in schizophrenia: a multidimensional approach* Springfield,III, Charles C. Thomas, 1987

[11] HABERMAS (J.) : *La Technique et la science comme idéologie,* Paris, Gallimard, 1973.

[12] HOCHMANN (J.) : « L'institution mentale: du rôle de la théorie dans les soins psychiatriques », *L'Information Psychiatrique,* 58, 8, 1982, pp. 983-991.

[13] JAUSS (H.R.) : *Pour une esthétique de la réception, Paris,* Gallimard, 1978.

[14] POPPER (K.) : *Misère de l'historicisme,* Paris, Agora, 1988

[15] RICOEUR (P.) : *Temps et récit,* Paris, Seuil, 1983-1985, 3t.

[16] ROCHE (C.), TRÉMINE (T.), LAUZEL (J.P.), COUSIN (F.R.), QUEMADA (N.) : « Crise, chronicité et urgence (...) », *3' Congrès international de psychiatrie sociale,* 1987, actes du Congrès.

[17] SAMI-ALI (M.) : *Le Banal,* Paris, Gallimard, 1980.

[18] STENGERS (1.) : *L'Invention des sciences modernes,* Paris, La Découverte, 1993.

[19] VATTIMO (G.): *La Société transparente,* Paris, Desclée de Brouwer, 1990

Chapitre cinq

La relation médiatique aux affects : l'anxieux et sa théorie[1]

Les impératifs liés au monde de la communication – transparence, temps réel, consensus – orientent le choix vers certains modèles scientifiques, au détriment des autres, tandis que se jouent quelques uns des aspects modernes de l'identité.
Le dernier terme, lui même idéologiquement marqué, doit être mis en relation avec l'inflation du « Soi », comme référence dominante de la présence sociale.

Il ne s'agit pas d'examiner les retombées envahissantes des effets du marketing des psychotropes, bien que cela fasse authentiquement partie des modèles évoqués, mais d'étudier conjointement l'évolution des pathologies et des théories qui leur répondent, dans une *phénoménologie des contrats du pathologique.* Ceux ci répondent d'une ambiance donnée, où les mécanismes liés à la communication sont prépondérants et sélectionnent les théories attenantes.
Dans cette ambiance, le monde de la communication nous apparaît comme discriminant, lorsqu'il présente le « tout en un » *du visuel*, anhistorique et immédiat.

L'angoisse constitue un domaine de choix pour cette méthode d'étude ; phénomène pathologique le plus mouvant, il voit le sujet prêt à saisir de la manière la plus immédiate une réponse plausible à sa souffrance, une représentation psychique du malaise qui l'atteint. L'angoisse représente une exigence pressante de savoir, d'images, de mots.
Dans le cadre d'une psychiatrie mise au service du confort psychique, de la performance et de l'assertivité, les théories

[1] Article initialement paru dans Cliniques et communications. Presses Universitaires de Rennes 1993.

modernes sur l'angoisse doivent être compatibles avec une communication rapide, dont le premier chaînon n'est pas le médecin, mais généralement un *média* quelconque. Théorie de l'angoisse, média, thérapeutique et sujet souffrant entretiennent alors des rapports particuliers. Souvent, en dehors d'une situation d'urgence, le patient vient chercher chez le médecin une prescription qui valide une manière de comprendre sa souffrance, dont il a pris connaissance auparavant, avant la consultation même. Le rapport entre médecin et média n'est pas nouveau, il est même l'objet de stratégies spécifiques de marketing des molécules. Mais au-delà, il illustre ce que peuvent être les configurations immédiates de Soi disponibles, s'il existe une faille transitoire. Médias, théories et sujet transportent une certaine *mise en intrigue* de l'angoisse, une refiguration du sujet, pour emprunter ces termes à Paul Ricoeur. Un petit drame où se joue, dans l'instant, une *appropriation* et où se reconstruit le Soi, le sentiment d'intégrité psychique, dans le cadre de la modernité [15]. Naturellement, nous n'avons pas ici à nous prononcer sur la validité scientifique des modèles étudiés, ou même sur ce qui serait un abord normatif de la justification de leur existence. Nous nous situons moins dans les mécanismes identificatoires que dans un rapport entre souffrance psychique, savoir médical et moyens de communication.
L'ambiance générale est à une configuration narcissique ayant constamment besoin des supports visuels, comme le montre Régis Debray dans son livre sur l'histoire de l'image en occident [5]. L'avenir est au *visuel*, image matérialisée *hic et nunc* et ne pouvant disparaître qu'en appelant la suivante. La mise en intrigue que nous évoquions devient *mise en scène*.
Nous parlerons ici de l'angoisse comme *pathologie du Soi* : l'impossibilité de se configurer dans l'expérience, l'attente d'un scénario plausible accompagnant un sentiment d'intégrité psychique, de présence sociale, congruente avec l'ambiance. Dans son acceptation moderne, le Soi peut être compris comme cette figure particulière de l'Ego, troisième personne réfléchie et sociale.

Si toute théorie conséquente sur l'angoisse doit offrir de manière immédiate, exigible par l'anxieux, une réponse à une recherche pressante de causalité, il n'y a pas de réponse thérapeutique à l'angoisse qui n'entraîne avec elle un modèle global du fonctionnement psychique chez le thérapeute : l'anxieux est en quête de théorie sur son angoisse, le praticien aussi. À l'exigence du patient, son expression vécue - l'affect ressenti, son cortège de symptômes somatiques – l'angustus - doit répondre une théorie qui, pareillement, se doit d'aller du biologique au psychique.
Naturellement, la manière dont le patient et le thérapeute édifient symptômes, causalités et théories répond d'une certaine ambiance qui détermine par les phénomènes évoqués des *Manières d'être*, c'est-à-dire des solutions identitaires provisoires.

Or il existe maintenant dans ces phénomènes *un rapport particulier à la communication de masse et à l'image*, que nous pourrions essayer d'inscrire, selon l'expression de Rorty, dans « l'histoire de la domination des métaphores oculaires dans la culture occidentale » [16]. Ce rapport à l'image intéresse apparemment le patient, son symptôme, les théories qui l'expliquent et les techniques thérapeutiques qui en résultent : il s'agit d'une *ambiance* particulière, au sens de la phénoménologie. Le patient se configure à travers une théorie, où se dessinent des rapports particuliers au temps et à l'espace. Toute représentation fantasmatique, toute causalité exige un support visuel qui offre une solution « prêt-à- porter » de reconnaissance de Soi, et même de récupération narcissique. Même les média écrits ou parlés fonctionnent à partir de la construction d'une image, lorsqu'ils ne commentent pas l'image déjà fournie ailleurs. Cela amenait les organisateurs d'un colloque sur l'écrit à se demander la raison pour laquelle, malgré une profusion de l'écrit, celui-ci tendrait à se dévaloriser au profit de l'image. La réponse est simple : l'écrit commente le visuel, et non l'inverse.

L'anxieux et la re-connaissance

L'affect anxieux, et son exigence naturelle de savoir appellent et saisissent un modèle circulant qui doit justifier son adéquation par la sédation qui en résulte, que celle-ci suive l'administration d'un médicament ou tout autre geste thérapeutique. Selon l'organisation de la personnalité sous-jacente, l'angoisse s'accompagne plus ou moins immédiatement d'un danger sur l'identité, les limites de Soi, que l'on retrouve par exemple dans le sentiment d'irréalité, la peur de devenir fou ou de perdre tout contrôle.

La réponse à l'angoisse fournie à travers les médias est donc une réponse au symptôme, à l'« avoir de l'angoisse », mais aussi à « l'être anxieux », selon des modalités particulières à l'ambiance disponible. Cette ambiance est dominée maintenant par l'exigence d'images, la visualisation des phénomènes. La majorité des études sur la relation entre médias et psychiatrie porte sur leur influence positive et négative sur la santé mentale (Lamontagne 1992) mais jamais sur la manière dont sont choisis les modéles. Un auteur, faisant récemment le point sur les attaques de panique, nous fournit une illustration vivante de ces liens entre théorie, symptôme, médias et identité :

Plus des trois quarts des premières consultations pour un trouble panique et/ou une agoraphobie ont été décidées après que les patients se soient ***reconnus*** *(souligné par nous) dans la description faite par un journal ou une émission de radio.* (Chneiweiss, 1991)

Relevons la présence de plusieurs éléments constituants dans cette démarche :

- un média, ici journal ou radio
- un modèle théorique donné (panique, agoraphobie)
- un médecin
- un effet de reconnaissance par le patient.

Le tout instituant un fonctionnement significatif que nous résumerons par le schéma suivant :

	Théorie	
prescription	Soi	média
	symptôme	

Le succès d'un modèle théorique lié à la communication de masse - y compris une certaine sédation du symptôme entraîné par la prescription- relève à la fois d'un effet anxiolytique et d'un effet de reconnaissance du patient, en harmonie avec l'ambiance.

La sédation à l'angoisse surviendra lorsque l'anxieux et la théorie auront formé une paire homogène congruente, fournissant alors une solution aux vacillements passagers de l'identité. Si l'on fait l'impasse sur l'effet direct du produit, nous sommes devant une des composantes de l'effet placebo. Celui-ci relèverait d'abord d'une action, non sur le symptôme en lui-même, mais sur les limites du Soi et ses aléas, en rétablissant une congruence passagère de l'être avec l'ambiance, un sentiment d'intégrité suffisant, en harmonie avec l'ambiance.

Avant de revenir sur l'actualité de ce modèle, nous allons examiner quelques théories de l'angoisse, à partir de l'individualisation d'une entité spécifique comme objet d'étude chez Freud - la névrose d'angoisse.

Les théories freudiennes de l'angoisse : l'émergence de l'image

On peut lire l'histoire des théories de l'angoisse chez Freud, comme une lente émergence du primat de la représentation sur les effets bruts de la pulsion et, parallèlement, les effets progressifs de la découverte de l'inconscient sur le Freud biologiste. Mais on peut les lire aussi à l'aune de leur postérité théorique, dans le passage du travail de la pulsion à l'historicité, puis à la représentation imagée et conditionnée, vers ce qui permet une *mise en scène* de l'anxieux, unifiant la dichotomie originelle des modèles freudiens.

Les premiers écrits freudiens sur l'angoisse consistent à la fois en l'individualisation de la névrose d'angoisse, et en une théorie contenue dans sa correspondance avec Fliess (manuscrit E). On pourrait, schématiquement, dire qu'il existe un chemin parallèle entre une théorie qui tente de lier l'affect à la représentation chez Freud, reprise de Helmhotz et la théorie des pulsions confrontée au discours des hystériques. C'est Fliess lui-même qui avait offert les oeuvres de Helmhotz à Freud. On connaît l'importance dans la neurophysiologie du principe de conservation de l'énergie emprunté à la thermodynamique. Cette alliance de la thermodynamique et de la physiologie est centrale chez Helmhotz ; elle précède Freud. L'angoisse en est un des enjeux théoriques.

Sans essayer de ramener ces hypothèses, à l'origine basées sur le quantum d'énergie, à une vague conception hygiéniste de l'individu lorsqu'elles s'appliquent au fait psychique, on remarquera qu'il existe chez Freud la nécessité d'allier une théorie pulsionnelle, axée sur la décharge et le retour à l'homéostasie - le principe de Nirvana - au discours de l'hystérique, pris dans sa dimension historique. Les théories freudiennes de l'angoisse présentent l'intérêt d'un double mouvement : du biologique au psychique, dans ce qui deviendra *l'angoisse automatique,* et du psychique au biologique dans le *signal d'angoisse*, mais sans forcément aboutir à une synthèse entre les deux mouvements. Il s'agit d'ailleurs d'un des aspects constant de la pensée freudienne : se méfier de la nécessité d'un modèle fini. Lou Andréa Salomé, dans son « Journal d'une année » (1912-1913) évoque bien les réticences de Freud, face à un modèle fini conciliant le tout, sa méfiance devant la philosophie et le besoin rationnel d'une solution définitive des choses. C'est bien la mise en tension continuelle, jamais achevée de ces deux modèles du fonctionnement psychique, qui sera finalement la plus payante.
Freud ne quittera jamais la « racine » thermodynamique de l'angoisse, tant qu'elle sera compatible avec la maîtresse partie qu'est l'hystérie. Dans « Inhibitions, symptômes et angoisse » il doit céder à une nouvelle représentation, qu'il trouve à contre-coeur

chez Rank, moins prudent que lui, dans « Le traumatisme de la naissance ». Si l'acte de naissance représente « la première expérience de l'anxiété et aussi la source et le prototype de l'affect », de nouveau la dimension historique apparaît sous forme du « père » et de « l'angoisse de castration », aboutissant à la dichotomie entre signal d'angoisse et angoisse automatique. La persistance du binôme indique que Freud n'a pas réussi a concilier les deux aspects originaux. De nombreux aspects de la théorie freudienne reviennent à mettre d'accord les exigences du refoulement, avec une théorie originelle de la liaison psychique entre l'affect et la représentation, sans le résultat définitif espéré. On peut comprendre l'agacement de Freud devant la découverte de Rank, qui propose déjà un modèle du passage entre le biologique et le registre historique du sujet, concilié dans un « tout » mythique.

Reprenons ce binôme et les soucis freudiens, son amour « honteux » pour la philosophiecomparé à sa formation de biologiste, le discours de l'hystérique confronté à la thermodynamique, pour ramener ces oppositions binaires au problème clinique de l'angoisse.. Les deux chemins sont parallèles : il faut passer du biologique à la représentation, de l'angoisse automatique au signal d'angoisse. Pour rendre conciliable les deux, on fera du discours sur l'angoisse la reprise fantasmée d'indices biologiques, de potentialités naturelles et automatiques de l'individu. Mais il faut, pour être efficace, que le résultat final s'inscrive dans le cadre général des phénomènes où se jouent les identifications, un problème restant plus ou moins non résolu, celui du refoulement originaire.
Tous les modèles psychanalytiques ultérieurs auront le même souci, en se rapprochant encore du conditionnement reliant un événement modèle, par exemple la naissance, à l'expression ultérieure du symptôme. Les différences s'établiront selon leur rapport à une situation imagée anticipée, où l'angoisse se dirige vers la phobie ; le conditionnement direct visualisé se suffisant à lui-même et rassemblant le biologique et le psychique.

Chez Spitz, le modèle devient l'angoisse du visage de l'étranger, et la représentation est déjà dépendante de sa vision hic et nunc. Chez Bowlby, largement repris par D. Klein, l'angoisse est réinterprétée dans une vision éthologique, en passant de l'attachement à la séparation. Les comportements sont alors classés en protestation, désespoir et détachement. Nous sommes ici dans une interprétation très synchronique des affects et des comportements, où la sélection et la focalisation des figures est centrale, tout en reprenant la distinction entre angoisse de séparation et peur des étrangers qui se veut, dans une critique de Spitz, assez voisine de la dichotomie freudienne.

Nous passons de la *réminiscence fantasmée,* relevée par l'hystérique, *à l'observation directe* des représentations imagées, reprise dans une perspective éthologique : le « visuel » peut apparaître, car il trouve sa place naturelle comme modèle conciliant ce tout, si chèrement appelé par l'angoisse elle-même. Cette évolution, laisse place à deux voies qui se réunissent dans le visuel. Freud proposait deux modèles peu conciliables, l'un servant à réfuter, ou du moins à faire douter l'autre. L'image va faire rendre l'âme à cette dubitation, dans un tout-en-un prêt-à-porter. Nous sommes déjà sous le règne du « visuel », que l'on postulera par la suite omnipotent chez le théoricien *comme* chez le patient. Dans l'image se situe le salut de l'anxieux, comme dans bien d'autres pathologies d'ailleurs, mais à travers la promotion de l'image, on retrouve le passage obligé de la théorie elle-même. L'image elle-même évolue : elle ne se situe plus dans le monde du fantasme mais dans celui du « visuel », présent *hic et nunc*, comme fantasme prêt-à-porter, appelé aussi bien par l'anxieux que par le théoricien. L'image acquiert une matérialité nouvelle, dans la théorie de l'angoisse comme ailleurs.

Cette lecture rapide de l'histoire des théories de l'angoisse peut sembler arbitraire, mais elle ne constitue pas un jugement sur leur validité scientifique, simplement l'examen historique des aspects liés à l'émergence de l'image. L'ascension de modèles théoriques de plus en plus visuels, obéissant aux règles de la communication, n'a

rien d'étonnant, dans cette prolifération du visuel. On peut le résumer par l'enchaînement suivant qui se doit d'aller du somatique au psychique : pulsion →représentation → visuel.
Au sein de l'image elle-même, la diachronie laisse place à la synchronie, tandis que la théorie de l'angoisse, collant de près aux moyens de reconstruction narcissique, prend la forme d'une *mise en scène,* d'un effet de reconnaissance dont l'efficacité est à la mesure de la captation spéculaire, fournie par la théorie elle-même ; le sujet se reconnaît à travers le média, dans une intrigue désormais close : panique, théories, prescription.

Klein et le « visuel » de l'angoisse

Nous venons d'évoquer le modèle construit par Klein. Nous laissons de côté celui proposé par Shehan, construit de manière binaire autour de la dichotomie, angoisse exogène/angoisse endogène, peu illustratif pour notre propos et somme toute assez proche de la dichotomie freudienne. Le modèle de Klein est construit autour de la crise d'angoisse redéfinie comme attaque de panique. Les deux axes qui le structurent sont la valeur discriminante des psychotropes, accompagnée de divers arguments biologiques que nous ne répéterons pas ici, et une théorie sous-jacente de nature éthologique, reprise de Bowlby : comportement d'appel et d'évitement. Y a-t-il une différence clinique entre la crise d'angoisse, décrite par Freud, et l'attaque de panique étudiée par Klein ? Garrabé, a montré qu'il n'y en avait guère. Les différences sont chez Klein dans la maîtrise de Soi : peur de devenir fou, d'avoir un malaise, sentiment d'irréalité. Chez Freud, elles sont moins brillantes : diarrhée de Moebius et manifestations digestives. On passe de l'intérieur de la crise aux manifestations extériorisées et visualisables, de l'affect au comportement, du chemin de l'intérieur à la présence de Soi.

Mais la différence essentielle repose sur un rapport entre acuité et chronicité, lui-même illustratif d'un rapport entre manifestations anxieuses et personnalité. La conception freudienne de la crise d'angoisse est celle d'une personnalité anxieuse qui présente des manifestations paroxystiques, sur un fond permanent « nébuleux », selon l'excellente formule. La conception comportementale décrit des troubles s'enchaînant les uns aux autres de manière conditionnée, après la survenue datée d'un phénomène paroxystique, d'ailleurs peu expliqué et fortement endogène, l'attaque de panique. La personnalité sous-jacente reste à décrire, bien qu'elle revienne au galop à travers la problématique, neurasthénie/dépression. Le modèle est franchement médical. Il doit une bonne part de son succès au fait qu'il est sous tendu par une relation simple et médicalisée, tournant autour de la prescription, et naturellement par un intense effort de marketing des firmes pharmaceutiques intéressées. Il obéit à des effets de mode, c'est-à-dire qu'il s'épuise et qu'il exige un renouvellement, comme beaucoup de modèles décrits ces dernières années. Surtout, il est intensément médiatique et particulièrement illustratif de l'ambiance contemporaine des rapports entre sujet, techniques et médias, aboutissant à un effet de reconnaissance immédiat. On pourrait presque faire le parallèle entre le modèle théorique ainsi proposé et l'ordinaire des journaux télévisés ou des multiples séries proposées sur le petit écran. L'effet de séduction des visuels en est probablement assez proche, parce que les mouvements de reconnaissance sont les mêmes. Au niveau du fonctionnement des visuels eux-mêmes, il est d'ailleurs aisé de reconnaître, dans la presse dite féminine, la coexistence sur le même plan d'un gommage des formes jugées trop rondes, des méfaits de la maternité ou des affects gênants.

Comme je l'ai dit plus haut, il y a probablement dans ces phénomènes de reconnaissance spéculaire, une dynamique de l'effet placebo, qui rend le Soi congruent avec l'ambiance. Il reste au modèle lui-même à prévoir une description de son propre échec, dans les termes médicaux de *résistance, récurrencs, répétition* et en général, dans un vocabulaire inspiré des fièvres, y compris l'expression piquante de dépression « qui dure ». Naturellement, l'image ne suffirait pas si elle n'appelait le vocabulaire qui la prolonge ; la découverte proposée à l'anxieux est d'abord un effet de rhétorique, et une rhétorique se doit d'être complète.

Le modèle biocomportemental

L'effet médiatique se situe d'abord comme un effet de capture imaginaire où est transmise une *totalité* : le média transmet déjà un certain rapport entre le médecin et le patient, une théorie, une prescription et pour finir l'essentiel : un effet de reconnaissance. Le Soi voudrait être soi-même, mais il ne le pourra que dans la répétition

Ce modèle comporte donc certaines particularités qui valent qu'on s'y attarde. Comme nous l'avons relevé, l'aigu l'emporte sur le chronique. La notion de crise, particulière à la médecine hippocratique, sous-tend un rapport fermé et peu évolutif entre tous les éléments que nous avons relevés, une tautologie. Le produit doit valider la théorie et la théorie le produit. Avec la prescription, on avale la théorie et au-delà, une certaine relation à l'identité, une refiguration de Soi. Le primat de l'aigu sur le chronique accompagne une conception médicalisée, mais aussi la prépondérance des thérapeutiques liées à la correction immédiate du symptôme. Symptôme et théorie du symptôme entretiennent une relation fermée, par l'intermédiaire de la validation d'une prescription. Naturellement, tout modèle spécifique tend à cela : doit-il comprendre son échec possible, notamment dans le domaine du psychisme ? Il semble plus intéressant d'admettre d'emblée des lectures inconciliables, par exemple la valeur discriminante des psychotropes et les effets du refoulement, ou encore des herméneutiques de la conscience et de l'inconscient.

Ce modèle tautologique a pour corollaire la promotion d'entités cliniques ? qui comprennent la promotion des produits pharmaceutiques adéquats. L'essentiel de la nosologie des troubles anxieux s'articule sur la description d'un modèle dont le succès a été assuré par les firmes pharmaceutiques, proposant des produits efficaces.

Le modèle crisique et tautologique présente les conditions de son succès à travers la prescription, mais il doit aussi présenter les conditions de son échec. S'il le fait, dans les termes médicaux de répétition, récurrence, résistance, soulignons qu'il n'y a pas place ici pour un échec du modèle lui-même puisque son propre échec est encore décrit. Tout ce qui pourrait le mettre en doute est généralement relégué sur un « autre axe », les troubles de la personnalité. Comme le disent Perrier et Schneider, il y a un risque de stérilisation de l'angoisse, essentiellement par comblement anticipé de tout devenir possible.

Ici, l'historicité n'existe que dans un rapport à la survenue de la crise, sa guérison ou l'échec de la prescription. C'est une historicité *physiologique*, se comblant elle-même : l'histoire se réduit à l'anamnèse, le futur aux termes médicaux d'une évolution des fièvres, avec la nécessité d'en créer de nouveaux régulièrement pour entretenir l'effet de mode.

Arrêt sur Image

Il est banal de constater l'importance de l'effet de capture par les médias, sous forme de protestation sans effet, notamment. Cette représentation répétitive de l'expérience humaine propose une mise en intrigue, selon Ricoeur, que le spectateur s'approprie. L'image contient une refiguration du sujet avec un effet d'effacement du temps, une « stérilisation » de l'histoire personnelle, disions nous. Certains modèles médicaux, ou biocomportementaux, basés sur le confort psychique, l'élimination des affects et l'assertivité, collent naturellement aux mécanismes identificatoires que les médias proposent.

Pour parler le langage de la communication, nous dirons que le visuel propose un fantasme « prêt-à-porter ». L'effet du placebo pourrait être comparé, dans le domaine de l'angoisse, à la tentative

d'autoguérison que représente la sidération : le temps défile comme un film jusqu'à se ralentir, la fluidité disparaît et les limites de chaque image deviennent de plus en plus nettes, puis le film s'arrête sur une image. *L'arrêt sur image* est déjà l'effet placebo, le passage de la continuité temporelle au Temps « t » spatialisé ; la fluidité du sujet s'accorde à l'immobilité de l'objet et sont liés par la théorie.
Tout cela comporte une foule d'effets parallèles, tel l'essor des techniques de remodelage du sujet vis à vis de normes contraignantes, la dépréciation des aspects discursifs et narratifs. Un abord anthropologique du sujet anxieux, dans ses rapports aux modèles théoriques, relèvera aussi le primat du spatial sur l'historique, du synchronique sur le diachronique, de l'aigu sur le chronique laissé quant à lui à d'autres champs d'interprétation, du côté du handicap notamment.

Conclusion : l'homo communicans et son angoisse

Il va de soi qu'il est hors de propos ici de donner un avis sur la validité scientifique, ou même d'établir une critique normative de la légitimité de ces modèles, ce qui n'aurait pas grand effet d'ailleurs ; mais en reprenant la dichotomie des théories freudiennes de l'angoisse, nous pouvons nous interroger sur l'impact et le devenir des théories sur les symptômes eux-mêmes.
Une des qualités d'un modèle théorique exerçant dans le domaine de la complexité psychique consiste à laisser place à une *incompréhension radicale possible*, ce qui est étranger aux exigences de la communication. L'exigence de transparence et de consensus (Breton) gagne à céder devant l'exigence de clarté et de raison, quitte à reprendre ces termes un peu surannés issus des Lumières.
Le modèle bio-comportemental est parfaitement adapté à l'homo communicans et à ses caractéristiques, relevées par Philippe Breton : homme transparent, sans intérieur, machine communicante dont la représentation de Soi doit passer par les

médias. Le modèle implique un désengagement du sujet de l'intérieur ou du secret et, par là même, sa fascination risque de se prolonger dans la dépendance ou la répétition, tout en dégageant d'autres espaces de liberté. Il est ce qu'est le prêt à porter au sur mesure.

Bibliographie

[1] ANDRÉAS SALOMÉ (L.) : *Journal d'une année*, Paris, Gallimard,1975.

[2] BOWLBY : *Attachement and loss*, Basic Books, New-York, 1969-73, 2 tomes.

[3] BRETON (P.) : *L'utopie de la communication*, La Découverte, Paris, 1992.

[4] CHNEIWEISS (L.) : Les attaques de paniques, *Abstract Neuropsy*, 1991, 73, p. 14-25.

[5] DEBRAY (R.) : *Vie et mort de l 'image*, Gallimard, Paris, 1992.

[6] FREUD (S.) : *Névrose, psychose et perversion*, PUF, Paris, 1985.

[7] FREUD (S.) : *Qu'il est justifié de séparer de la neurasthénie un certain complexe symptomatique sous le nom de névrose d'angoisse*, PUF, Paris, 1985.

[8] FREUD S., *Obsessions et phobies*, Paris, PUF, 1985.

[9] REUD S., *Symptôme, inhibition et angoisse,* PUF, Paris, 1985.

[10] GARRABÉ, « Anatomie d'un diagnostic à la mode - les panic-attaks », *L'évolution psychiatrique*, 52, 1, 1987, p. 163-1749.

[11] KLEIN (D.-F.) : « Anxiety reconceptualized », *Comport psychiatry*, 1980, 2 I , n° 6, p. 411-427.

[12] LAMONTAGNE (Y.) : « Influence des médias sur la santé mentale en Amérique du Nord », *L'information Psychiatrique*, 68, 8 ,1992, p. 809-815.

[13] PERRIER (E.), SCHNEIDER (D.) : « Maladie anxieuse, attaque de panique, troubles anxieux généralisés : la stérilisation de l'angoisse », *Revue internationale d'histoire et méthodologie de la psychiatrie,* 1992, 1-2, p. 65-73.

[14] RANK (0.) : *Le traumatisme de la naissance*, Payot, Paris, 1990.

[15] RICOEUR P., *Temps et récit,* Seuil, Paris, 1983-1985, 3 tomes.

[16] RORTY (R.) : *L'homme spéculaire*, Seuil, Paris, 1990.

[17] SHEEHAN (D.-V.), SHEEHAN (K.-H.) : « The classification of phobic disorders », *Inst. J. Psychiatry Med.*, 1982, 83, 12, n°4, p. 243-266.

[18] SPITZ (R.) : *De la naissance à la parole* (...), PUF, Paris, 1968.

La naissance du « Normal ». Les destins de la foi chez un aliéniste et ses théories : Brierre de Boismont [1]

Auteur charnière, né en 1798 et mort en 1881, Brierre de Boismont présente plusieurs particularités biographiques qui retiennent l'attention. Il fait partie de la seconde « génération » post-Esquirolienne. Elève de Parizet à la Salpêtrière, il publiera les leçons de Dupuytren, et un mémoire sur la pellagre et la folie pellagreuse. Ce fut un grand voyageur. Après l'obtention du diplôme de Docteur en Médecine en 1825, il exerça en Maison de Santé Privée, dont la clientèle était forcément bourgeoise, voire aristocratique, ce qui ne fut pas sans influencer sa manière d'appréhender la pathologie.

Il fut le médecin privé de familles appartenant à la haute société, et vivant dans leur intimité, il lui fut donné de « connaître les secrets de ces existences si enviées » (Semelaigne 1930). Il ne se départit jamais d'une foi catholique qui imprégnait son oeuvre, jusqu'à le faire devenir le théoricien en Psychiatrie de la réhabilitation des saints et génies, auparavant gâtés par les qualificatifs sans partage issus de la doctrine des monomanies.

Co-fondateur des Annales Médico-Psychologiques dès 1843, il en partagea la rédaction avec Baillarger et Cerise, de 1850 à 1855.

Il était assidu à toutes les séances de la Société Médico Psychologique, participant notamment aux vigoureuses discussions qui suivirent la parution de ses ouvrages, car les aliénistes, qui se connaissaient tous, ne se ménageaient guère.

Brierre de Boismont s'intitule parfois "anthropologue" (comme beaucoup d'aliénistes de l'époque) et il est certain que son souci est effectivement anthropologique ; il a besoin d'une conception

[1] Article écrit en collaboration avec Jordi Molto, et paru initialement dans la Revue Internationale d'Histoire et Méthodologie de la psychiatrie. N°3.1991.

cohérente de l'homme, qui ne s'arrête pas à ses idées, fussent elles délirantes.
« Les idées fausses d'une époque, admises comme des vérités par les contemporains peuvent, dans d'autres temps, être reconnues absurdes, et devenir même une accusation de délire pour ceux qui les proposeraient et les soutiendraient » [2]. Certes, 25 ans plus tard, il admettra, comme le remarque Semelaigne, que le délire peut masquer des sous-délires, que « l'idée fausse est l'image du fruit gâté, qui ne tarde pas à gâter tous ceux qui l'environnent »[10]. Mais il n'accorde ni à l'acte, ni à l'idée le statut prédéterminé de la folie, fut elle partielle et monomaniaque, comme chez Esquirol.

On voit apparaître chez Brierre de Boismont une conception des rapports entre l'idée, l'acte et la folie qui s'achèvera chez De Clérambault : l'idée, c'est le roman, c'est la réaction de l'intellect raisonnant au processus morbide. L'anormalité est à chercher ailleurs, dans ce qui l'accompagne. Cette démarche sera assez particulière à l'Ecole Française. Malheureusement, cet "ailleurs" est souvent insaisissable, on ne peut que l'inférer des processus établis, l'approcher, le cerner au moyen de catégories incertaines: le raisonnable, les croyances communes etc...
L'originalité d'un Brierre de Boismont, déclarée dans l'introduction de son *Traité des hallucinations*, consiste à vouloir préserver le Sacré et les Mystères au moyen de la Raison (une certaine raison comme nous le verrons), en préservant les possibilités d'erreurs et du libre arbitre, qui ne sont pas la folie. Précisons: BRIERRE DE BOISMONT n'en est pas encore à une interrogation franche sur le normal et le pathologique ; il faudra pour cela que la méthode clinique soit définitivement établie par Jean-Pierre Falret [5]. Par ailleurs, il est vaguement vitaliste et sa méthode n'est ni celle des physiologues, ni celle d'une observation du patient dans son évolution et son déroulement. Mais à la charnière entre deux périodes de la Psychiatrie, il préfigure certaines modalités de

définition du « Normal », à travers le statut de l'hallucination et du suicide, prolongements en psychopathologie de l'idée et de l'acte. En examinant les deux ouvrages qui en résultent, le *Traité des hallucinations* (1862 3ème édition), et *Du suicide et de la folie-suicide* (1856 1ère édition)nous nous intéresserons à la manière dont, dans l'histoire de la psychiatrie, s'érige cette idée si peu naturelle de la normalité.

Les hallucinations physiologiques

Dans sa tentative de définir des limites entre normal et pathologique qui préservent la part du Sacré, Brierre de Boismont est spiritualiste: le cerveau est le dépositaire de l'idée. Le souci anatomo-clinique est encore loin et pourtant nous ne sommes déjà plus dans la doctrine des monomanies. En effet, tout comme Esquirol et Leuret, Brierre de Boismont ne constate nulle part qu'une idée, si étrange soit elle, puisse se définir seule comme spécifique de la folie. Il va même plus loin en définissant, sous certaines conditions, l'hallucination comme le prolongement naturel de l'idée, d'où le sous titre de son ouvrage: *histoire raisonnée des apparitions, des visions, des songes, de l'extase, des rêves, du magnétisme et du somnambulisme.* La nature de l'aliénation est attachée à la position du sujet vis à vis de la raison, ou en général à ce qui entoure le symptôme, moins au symptôme lui-même. Il va donc s'intéresser à cet entour du symptôme.

« Est-ce possible de circonscrire le cercle d'action dans lequel une idée dominante doit exercer ou a réellement exercé son influence? Quel physiologiste affirmera que telle idée est étrangère à telle autre, et ne peut en aucun cas s'associer avec elle dans l'esprit d'un homme sain, et à plus forte raison, dans celle d'un aliéné? » [2].
Reprenons ici la démarche de la période des monomanies, en montrant quelle place peut y prendre Brierre de Boismont, à l'époque où il rédige ses traités:

- Il existe une affirmation a priori de l'existence d'un champ d'étude particulier, celui de l'aliénation mentale. Celui-ci est indissociable de la pratique d'une efficacité possible de la Raison sur le monde des passions qui constitue le traitement moral, instauré par Pinel et qui va disparaître vers 1850 (Swain 1977).
- Chaque monomanie rappelle de manière métonymique le postulat initial, et donc les conditions d'existence de sa propre description: elle est folie partielle.
- La démonstration de la validité a posteriori du postulat initial - l'existence du champ de l'aliénation mentale - est faite par les démonstrations successives de ses possibilités d'application, y compris par un retour sur certains phénomènes historiques appartenant à d'autres logiques: Jeanne d'Arc devient une théomane hallucinée, Socrate un théosophe, et « la folie de Platon, Pythagore, Démocrite, Empédocle, Pascal, Rousseau est à peu près avouée maintenant par tous les hommes qui ont joint l'étude de la psychologie morbide à celle de l'histoire et de la philosophie » (LELUT 1836).

Contre cela, Brierre de Boismont retranche quant à lui certains phénomènes des champs d'application trop extensifs de ses prédécesseurs, mais au nom d'un autre a priori: l'existence de Dieu, sa propre foi.

- L'hallucination vient alors en ligne droite de l'idée, dans des circonstances particulières. C'est-à-dire qu'elle peut être pathologique ou physiologique, selon des critères extérieurs à cette filiation entre l'idée et le phénomène en cause. Le fait que Brierre de Boismont soit spiritualiste l'amène à constater que « ce n'est pas parce que le même organisme est le support de l'état de santé et des symptômes morbides que l'on peut les assimiler, les confondre et surtout les désigner par un même nom »[2].

Le livre sera donc l'examen des conditions de séparation entre "1'hallucination pathologique" et "1'hallucination physiologique". Bien que cela nous paraisse naturel, il faut remarquer que le terme hallucination est ici choisi. Après tout, Brierre de Boismont aurait

pu renverser le problème, ne plus partir du champ du pathologique pour différencier les phénomènes, mais parler de visions, de « voix » ; éventuellement de visions pathologiques et de voix pathologiques.
La chose n'est pas anodine: dans la discussion sur les limites du normal et du pathologique, Brierre de Boismont *retranche* certains faits du pathologique au lieu de les créer ou les décrire, comme ses contemporains: « si les écarts devaient invariablement rentrer dans le domaine pathologique, il faudrait faire passer sous les fourches caudines de la folie une foule de personnages célèbres. La vulgarité serait alors le niveau de l'humanité ». Cette distinction est pour une bonne part dans la singularité de l'auteur.

La naissance de l'idée de normalité ne vient pas de ce qui est délaissé, mais d'un mouvement volontaire qui retranche sur ce qui a déjà été trop facilement décrit dans le pathologique. Elle va se présenter comme une bataille de croyances, bien sûr, et donc une bataille de mots. Se dessine ici un mouvement particulier: le normal n'est pas ce qui est ignoré, oublié, innocent, pourrait-on dire, selon le terme de Canguilhem [3]. Le normal est ce qui est retranché du pathologique et structuré par d'autres logiques, singulièrement celles des mystères et du Sacré.
Cependant, une difficulté épistémologique se présente : la logique des monomanies implique un décalage; chaque forme décrite résume en substance la folie sans jamais pouvoir la définir complètement, et les figures du pathologique impliquent l'existence d'une « déraison ». Mais les contours de la folie n'obéissent à aucune logique, ils sont flous, puisque constamment modifiés par les additions de monomanies; ils sont informels car non structurés par une nosographie ou par un principe directeur étiopathogénique. C'est un vaste champ sans contours où se livre la lutte des passions et de la raison. Le décalage évoqué par Michel FOUCAULT, entre « perception asilaire et analytique médical » [6], recouvre celui plus général entre « folie » et « figures du pathologique ».

Ce décalage constant se retrouve dans l'ambiguïté des mots, car il existe désormais « un fait auquel on ne peut donner d'autre nom que celui d'hallucination » et qui affecte y compris ceux qui avaient été déclarés saints ou génies [2].
Le travail de Brierre de Boismont consiste à chaque fois, à travers ses deux sujets de prédilection, l'hallucination et le suicide, à décrire un pendant pathologique et un pendant physiologique, à briser ainsi cette liaison forcée entre les mots suicide, hallucination, déraison, aliénation, folie. Il en sera de même pour d'autres concepts, ainsi l'extase et les visions, au cours du traité: « Nous croyons que l'extase peut n'avoir aucune influence sur la raison » dit-il. Cette démonstration exige une origine commune aux phénomènes, telle l'hallucination qui se rattache, avec le rêve, à l'intoxication opiacée, au magnétisme, au somnambulisme, au pressentiment, à l'extase, à la prévision, à la prophétie et à la révélation mystique, en devenant « le plus haut degré de la transformation de la "conception en image" » [2]. Nous sommes constamment, quelle que soit la nature des phénomènes, dans le registre spiritualiste.
Cette doctrine s'accompagne d'une prépondérance des causes morales sur les causes physiques et d'une théorie de la sensation et de la représentation mentale, qui unifie imagination, mémoire, conception, illusion, hallucination; mais aussi faculté mnésique, idéal etc...
Cette conception rend donc l'existence d'hallucinations compatibles avec la raison, alors que pour les auteurs précédents, la raison se dissolvait au moment même où l'hallucination apparaissait. Il s'agira des « hallucinations physiologiques ». La ténacité avec laquelle Brierre de Boismont tient à ce terme est à la mesure de l'obstination qu'il montre dans ses traités à « rétrécir le cercle de la folie » [2].
De la sorte, on peut être atteint d'hallucinations sans être aliéné, sans avoir à passer sous les fourches caudines de la folie.
Il faut soustraire à Lelut les Luther, Loyola, Jeanne d'Arc et les rétablir dans leur génie et leur merveilleux.

Certes, l'origine des hallucinations pathologiques et physiologiques est commune dans leurs mécanismes: une exaltation de l'idée poussée à l'extrême; certes il existe quelques caractères distinctifs intrinsèques; mais c'est surtout de manière extrinsèque au phénomène lui-même que la limite entre physiologique et pathologique peut être donnée. Les limites entre normal et pathologique appartiennent donc moins aux phénomènes décrits qu'à l'individu qui les soutient.

La raison est alors omniprésente, comme argument discriminant, mais il faut bien dire qu'il s'agit d'une raison spéciale, qui n'est plus celle des Lumières. Une raison somme toute assez « bourgeoisante », repérée avant tout dans *la capacité à remplir ses devoirs*, expression qu'on trouve dans les descriptions de malades tout au long du XIXème siècle. Brierre de Boismont illustre ses choix par les citations du Ministre Guizot [2]. N'oublions pas que l'essentiel des malades de Brierre de Boismont sont d'origine bourgeoise et qu'il existe une communauté certaine de pensées et de croyances entre les familles et l'aliéniste.

« Remplir ses devoirs » pour un homme, équivaut chez une femme à être « catholique sans bigoterie ni fanatisme » [2].

Une raison « raisonnable » donc, qui évoque la fameuse phrase de Pinel au capitaine anglais, dont il est censé avoir ôté les chaînes avec Pussin: « Me promettez vous d'être raisonnable? » [9].

Certes, cette raison un peu molle suffit pour l'ordinaire, au point de la décrire sans en cerner trop les contours dans la vie quotidienne et s'accorder sur sa présence ou son absence, la repérer dans les « croyances communes »; mais elle apparaît beaucoup plus floue lorsqu'il s'agit de personnages quasi mythiques, surtout s'il s'agit d'un mythe auquel Brierre de Boismont adhère lui-même. À première vue, la conduite de Jeanne d'Arc ou la mort de Socrate ne sont pas très raisonnables..

[2] Parfaitement croqué par Daumier, le calviniste Guizot a traversé tout le siècle, de la Restauration à Louis Philippe (qu'il entraînera d'ailleurs dans sa chute par son opposition à toute réforme). Il laissera une *Histoire des peuples* considérable.

Aussi, pour consolider sa démonstration dans la 3ème édition du *Traité des hallucinations*, Brierre de Boismont laisse en holocauste Loyola et Luther à ses contempteurs (en les accusant au besoin d'être anticatholiques!) pour se concentrer sur Jeanne d'Arc, afin de démontrer la compatibilité de l'inspiration divine, de la mission historique et de la présence d'hallucinations, obligatoirement physiologiques désormais.
Sans développer toute la démonstration de Brierre de Boismont, disons que c'est par une pétition de principe portant sur le caractère erroné ou non des croyances qu'il conclut : « jamais les visions et les auditions de l'héroïque jeune fille ne sont entachées des croyances erronées du temps, telles que celles du diable, de la sorcellerie, de la magie, de la féerie, etc... Son esprit malgré la persévérance, la fréquence et la durée des hallucinations, ne perd aucune de ses qualités, et elle est aussi apte à la fin de son existence qu'au début de sa carrière militaire, à conduire une entreprise importante, fait complètement en opposition avec ce que l'on constate chez les fous. Enfin, l'on ne découvre chez Jeanne nulle trace de ces conceptions délirantes qui sont l'apanage des monomanes.
La conclusion qui ressort de l'examen comparatif de ces deux ordres de faits, c'est que les hallucinations de Jeanne d'Arc ne sauraient être comparées à celles des aliénés. En les appelant physiologiques, à défaut d'une meilleure expression, nous entendons dire qu'elles se sont toujours produites avec l'intégrité de la raison, et qu'elles doivent être considérées comme le plus haut degré de la représentation mentale, sous l'influence de stimulants puissants mais normaux »[2].
S'il existe une pétition de principe sur la normalité des phénomènes qui affectent Jeanne d'Arc, elle s'origine dans les croyances de l'aliéniste. Mais celui-ci, dont le champ de démonstration est désormais celui de l'aliénation, est mal à l'aise pour définir la normalité des phénomènes qu'il intitule « hallucinations physiologiques ». Il ne peut guère le faire sans forger des approximations sur l'esprit raisonnable de la conduite de

la Pucelle d'Orléans, ou par l'absence de phénomènes qui affectent habituellement la raison de l'aliéné.
Nous examinerons ensuite la manière dont la catégorie du *normal* se construit dans le deuxième grand ouvrage de l'auteur, qui traite du suicide.

Le suicide et la folie suicide

Brierre de Boismont consacre un ouvrage entier au suicide. Il faut y voir un intérêt - que nous partageons ici - pour les questions se situant aux frontières du normal et du pathologique et ayant dès lors un aspect essentiellement anthropologique. L'originalité de l'auteur ne réside pas seulement dans ce fait, mais également dans sa manière de concevoir le phénomène qui d'une certaine façon est déjà contenu dans le titre de l'œuvre : *Du suicide et de la folie-suicide.*
Rappelons qu'à l'aube de la doctrine des monomanies, les Encyclopédistes avaient essayé de rapprocher le suicide du libre arbitre. Le Code Napoléon l'avait ignoré dans le pénal, tandis que les aliénistes l'avaient investi dans le champ du pathologique. Esquirol et Pinel font coïncider l'acte lui-même et les limites de l'aliénation mentale. « L'homme n'attente à ses jours que lorsqu'il est dans le délire et les suicidés sont tous des aliénés » (Esquirol 1838) [4].
Brierre de Boismont décrit lui-même cette situation tout en manifestant son désaccord :
« Pendant longtemps, on a fait du suicidé un criminel qu'on a traîné sur la claie et privé de sépulture; de nos jours, c'est un insensé qu'il faut confier aux soins du médecin. La vérité n'est pas plus dans l'une que dans l'autre de ces hypothèses » [1].

Tout au long de son traité, Brierre de Boismont va s'efforcer de prouver l'existence d'une forme de suicide en dehors du champ de l'aliénation mentale: « Le suicide, dont nous établissons deux formes, étant pour nous une maladie, avec cette différence que la

raison est conservée dans la première tandis qu'elle se perd dans la seconde... » [1].
À la différence des hallucinations, il n'y a pas, à proprement parler, de « suicide normal » pour Brierre de Boismont. Il s'agit toujours de maladie, mais celle-ci peut survenir chez un individu sain d'esprit. Comme nous l'avons constaté dans le domaine de l'hallucination, les limites entre le normal et le pathologique appartiennent moins au phénomène lui-même qu'à l'individu qui le soutient. Par contre, l'acte lui même, considéré isolément, est toujours pathologique.
La conception de Brierre de Boismont diverge donc de la théorie « étroite » (sic) de son maître Esquirol (bien qu'il ne rate jamais l'occasion de rappeler qu'il en est l'élève) mais elle annonce déjà Jean-Pierre Falret, en considérant l'acte comme un processus pathologique en lui même.
« Mais vouloir soutenir que la folie est la seule explication possible du suicide, c'est aller contre les enseignements de l'histoire, c'est fermer les yeux à l'évidence » [1].
« L'étude physiologique du suicide a fait justice de la théorie étroite et absolue qui le proclamait un appendice de la folie » [1].
Séméiologue autant que thérapeute, l'auteur étaye sa théorie par une multitude d'observations cliniques, décrites dans leurs moindres détails. Cela le conforte de plus en plus dans sa conception qui le conduit à distinguer deux formes de suicide : elles se différencient, non seulement par leur expression clinique, mais aussi par leur étiologie. Ce qui impliquera des traitements différents:
« La distinction de ces deux formes du suicide est donc d'une haute importance, car si, dans l'une, l'homme conserve la liberté et la volonté, tandis que dans l'autre, il n'est plus maître de soi, les causes et le traitement doivent, dans les deux cas présenter des différences tranchées » [1].

Brierre de Boismont pose, sans le résoudre, le problème du libre arbitre qui laisse l'homme libre face à ses croyances:

« Avec la doctrine absolue de l'état de folie dans les cas de suicide, le libre arbitre n'existerait pas » [1].
On sait que Saint Thomas d'Aquin avait contribué à adoucir la position de l'Eglise à l'égard des suicidés en réintroduisant les catégories du « furiosus » et de « l'insanus », issues du Droit Romain, en relevant l'aspect pathologique de certains gestes suicidaires (Molto et all. 1990). Brierre de Boismont, quant à lui, réintroduit une forme de suicide lucide. Dans un cas comme dans l'autre, il s'agit bien de délimiter et de préserver le champ du religieux ,vis à vis de celui du pathologique:
« Nous ne sommes pas exclusifs: si nous reconnaissons souvent les caractères distinctifs du libre arbitre dans la mort volontaire, nous ne faisons aucune difficulté d'avouer l'influence de la folie sur ce genre de mort, et c'est un motif déterminant pour l'Eglise d'user d'indulgence à l'égard de ces victimes involontaires » [1].
Lorsqu'il aborde enfin le sujet du traitement, l'auteur commence par s'insurger énergiquement contre toute punition comminatoire appliquée à n'importe quelle forme de suicide:
« Aujourd'hui, les lois qui punissent les suicidés dans leur honneur, leur famille, ont été effacées de presque tous les codes. Quant à la manie elle-même, elle subsiste; elle subsistera tant qu'il y aura des malheureux et des fous au monde, et ce n'est pas par des lois barbares qu'on la fera cesser » [1].
Pour justifier l'attitude répressive de l'Eglise à certaines époques, il s'exprime ainsi:
« L'Eglise dans un but fort louable, a privé les suicidés de sépulture chrétienne; à l'époque où elle fit ses ordonnances, l'aliénation mentale n'était ni connue, ni développée comme elle l'est de nos jours » [1].
Nous constatons de nouveau que les croyances de l'aliéniste constituent les vraies limites du normal et du pathologique, renforcées en cela par le fait qu'elles s'originent dans l'idéologie circulante.

Le normal s'ordonne

On voit se profiler chez Brierre de Boismont une interrogation originale, puisqu'elle porte moins sur le pathologique lui-même que sur le *Normal*, le *physiologique*, dont il essaie d'extraire certaines logiques, au nom de ses croyances ; probablement du fait de sa position de médecin privé de grandes familles, qui eut à gérer suicides et folies privées.
Cette interrogation portera donc sur l'hallucination, comme forme extrême de la pensée imagée, et sur le suicide, comme forme ultime de l'acte propre à l'homme et son libre arbitre.

Chez Brierre de Boismont, le *Normal* n'est pas uniquement du négatif, du physiologique, vierge ou innocent; bref l'absence de pathologie. Le Normal obéit à des logiques positives et concrètes, du côté du Merveilleux et du Sacré notamment, qui s'originent dans les croyances de l'aliéniste. Mais c'est à partir du pathologique et de ses mots - hallucinations, suicide - que l'on peut soustraire à la folie ce qui est physiologique. D'une certaine manière, le pathologique suit moins le développement du physiologique, dont il serait le prolongement altéré, que le contraire: le physiologique, la nature, est un pathologique ramené à la raison mais respectant, dans cette époque charnière de l'histoire de la psychiatrie entre monomanies et maladies mentales (entre Esquirol et Jean-Pierre Falret), les logiques de description du pathologique lui-même: les mots hallucinations et suicide sont désormais incontournables.
Il faut donc observer le fonctionnement de la raison, si l'on veut arracher ces destins peu ordinaires à la "vulgarité" des épithètes de l'aliénation. Contradictoirement la raison est sans doute la logique la plus "molle" qui traverse le Normal, et pour témoigner de son existence, il faudra se contenter d'approximations, d'images floues, telle la capacité à « remplir ses devoirs ».
A contrario, le Pathologique est toujours en deçà du phénomène constaté. L'importance de ce constat dans le futur est considérable: pour affirmer la possibilité de description des figures du

pathologique, il est nécessaire d'affirmer un *a priori* qui résume et anticipe, à travers le sujet, le champ de l'aliénation, et qui n'est pas dans le phénomène lui-même: aliéné, puis dégénéré, (et peut-être bien psychotique). Le Normal exige aussi un *a priori* (saint ou génie, par exemple) qui lui donne en miroir sa structure propre et sa consistance.

Bibliographie

[1] BRIERRE DE BOISMONT (A.) : *Du suicide et de la folie suicide*, Paris, Germer Baillière, 1856

[2] BRIERRE DE BOISMONT (A.) : "*Des hallucinations" ou histoire raisonnée des apparitions des visions, des songes de l'extase, des rêves, du magnétisme et du somnambulisme*, 3ème édition, Paris, Germer Baillière, 1862

[3] CAINGUILHEM (G.) : *Le normal et le pathologique*, Paris, P. U. F., 1975

[4] ESQUIROL (E.) : *Des maladies mentales considérées sous les rapports médical, hygiénique et médico-légal*, 2 vol, Paris, 1838

[5] FALRET. (J.P.) : *Des maladies mentales et des asiles d'aliénés, Paris, Baillière, 1864*

[6] FOUCAULT (M.) : *Histoire de la folie à l'âge classique*, Paris, Gallimard, 1972

[7] LELUT (F.) : *Du démon de Socrate, spécimen d'une application de la science psychologique à celle de l'histoire,* Paris, Trinquart, 1836

[8] M0LT0 (J.), TREMINE (T.), MARTINEZ (M.), MARTINEZ (G.) : « El homicidio de si mismo. Revision historica y estudio comparativo entre la legislaciôn Espanola y Francesa en materia de suicidio », *Revista de la Associacion Espanola de Neuropsiquiatria*, Anno x, n. 33 Abril/Junio, 1990

[9] PINEL, SCIPION : *Traité complet du Régime Sanitaire des aliénés*, Paris, 1836

[10] SEMELAIGNE, R., *Les pionniers de la Psychiatrie Française*, Paris, S. B. Baillière et Fils, 1930 2 T

[11] SWAIN, G., *Le sujet de la folie*, Toulouse, Privat, 1977

Chapitre sept

Henri EY et le fil rouge du jacksonisme[1]

Jackson, Bleuler, Ey.

En 1977 , dans le numéro de *L'Évolution Psychiatrique* consacré à Henri Ey et paru peu de temps après sa mort, Berrios écrivait: «De nos jours la psychiatrie serait moins embarrassée de concepts sophistiqués si de temps en temps elle jetait un regard en arrière et comprenait l'enjeu de quelques batailles conceptuelles que les psychiatres d'antan se sentirent de taille à livrer» [15]. Pour ceux qui ont baigné dans ces débats, l'exposé de certains concepts ne vaudra qu'à titre d'hommage au maître de Bonneval. La réédition des textes, études cliniques et psychopathologiques sur la schizophrénie, réunis et préfacés par Jean Garrabé, nous ramène à certaines questions fondamentales portant sur les rapports entre neurologie et psychiatrie, structure des modèles scientifiques et cliniques, et plus généralement nous fait réfléchir sur les logiques qui ordonnent le champ de notre savoir, que les progrès récents de la neurobiologie ont remis sur le tapis [14]. On conviendra donc qu'il s'agit de sortir du pragmatisme et du consensus, pour débattre de l'évolution des conceptions théoriques des psychoses lors de ces vingt dernières années. La multiplication des modèles de recherche, le fourmillement syndromique des nouvelles nosographies appellent un besoin de cohérence, de pensée qui fait revenir naturellement vers l'oeuvre de Henri Ey. Le peu de cohésion interne de notre savoir nécessite aussi qu'il se rattache à des mouvements plus vastes, à la philosophie ou l'anthropologie, par exemple. A cette fin, nous proposerons de reprendre, à travers le fil rouge du « jacksonisme », un débat qui s'est assoupi en France et qui nous revient, comme beaucoup d'autres concepts que nous avons abordés dans les conférences du Cercle Henri Ey après un aller-retour au dessus de l'Atlantique.

[1] Article initialement paru dans la Revue « Information Psychiatrique » en septembre 1997.

Il est légitime de poursuivre l'étude d'une oeuvre considérable, largement dépendante de la fréquentation durant un demi- siècle de patientes schizophrènes et, conjointement, faire l'inventaire des modèles théoriques attenants.
Soulignons que l'on théorise ce que l'on observe, ici une longue fréquentation de femmes schizophrènes à Bonneval. Une clinique sans histoire de ses concepts cède facilement à la fascination et aux effets de mode [2]. Elle néglige son histoire, celle de son objet d'étude, et l'on constate actuellement un certain désintérêt vis-à-vis de la dimension proprement narrative du patient comme sujet parlant. Plus généralement la psychopathologie, autrefois commensale naturelle de la clinique, s'efface lorsque l'hypothèse de recherche - singulièrement biologique - devient une dimension descriptive suffisante dans la pratique clinique. La recherche a besoin de réduire le champ de l'expérience entre l'hypothèse, la démonstration et la vérification. Le retour à la complexité doit être prudent, si l'on veut éviter d'éliminer ensuite tout ce qui ne relève pas d'un seul présupposé qui peut devenir prépotent. Par contre, ce retour peut être enrichissant lorsqu'il s'affronte à d'autres modèles, selon la méthode complémentariste, qui admet après Devereux et Poincaré qu'un phénomène, parfaitement décrit d'une certaine façon, peut l'être tout aussi bien d'une autre façon, dans un registre conceptuel complètement différent [23]. Or, dans le champ de la psychiatrie et singulièrement pour ce qui se rapporte à la schizophrénie, non seulement un seul modèle théorique est impuissant à rendre compte de la complexité des phénomènes, mais il se révèle rapidement pernicieux sous forme d'institution mentale contraignante [3].

[2] « Phénomène souvent repérable à travers l'irruption d'un consensus transitoire alors qu'auparavant il avait donné lieu à de farouches disputes ».
[3] « Selon Henri Poincaré, si un phénomène admet une explication, il admettra aussi un certain nombre d'autres explications, tout aussi capables que la première d'élucider la nature du phénomène en question. Je précise pour ma part que, dans l'étude de l'Homme (mais non seulement dans l'étude de l'homme), il est non seulement possible, mais obligatoire d'expliquer un comportement d'une manière,

Pourquoi reprendre le débat sur la postérité de Jackson et l'oeuvre de Henri Ey ? Parce que les textes proprement cliniques, telles les très belles études sur la schizophrénie, parues en 1955 dans l'Encyclopédie médico-chirurgicale, constituent des oeuvres magistrales, marquant pour un temps l'aboutissement du savoir, ordonné dans un exposé sur une question clinique, où la référence à l'organodynamisme est constante. Dans ce contexte, le renvoi à H. Jackson est d'une nature particulière : c'est une logique évolutive présente au long de l'oeuvre de Henri Ey, choisie pour structurer l'ensemble du corpus psychiatrique et lui fournir liens et limites avec d'autres champs de la pensée [1 à 13].

L'histoire du jacksonisme en psychiatrie est celle d'un échange entre le fait clinique, à l'origine neurologique et une philosophie, l'évolutionnisme. Nous ne pouvons examiner de manière exhaustive ce que peuvent être les relations existant en psychiatrie entre des théories médicales et des systèmes philosophiques, les deux mouvements étant parfois complémentaires et la psychiatrie servant d'interface entre herméneutiques différentes. C'est une des grandes fonctions anthropologiques de la psychiatrie de servir de creuset à des mélanges théoriques et pratiques, entre différentes logiques du comportement humain. Dans les années 1930, lorsque paraissent certaines oeuvres de Hughlings Jackson et le maître livre de Bleuler, il y a chez Henri Ey cette intuition : le modèle de Jackson, alors omniprésent dans la culture médicale, est applicable à la description bleulérienne de la schizophrénie, à la séparation qui y est faite entre symptômes primaires et symptômes secondaires. C'est dans cette rencontre entre Bleuler et Jackson que naît l'organodynamisme de Ey, où se profilent Janet et Freud. Le fil rouge, qui va de Spencer à Ey, accompagne des relations de transaction particulières entre la philosophie, les idéologies et l'appareil psychique du psychiatre placé face à la psychose, à une époque donnée.

---

mais aussi d'une autre manière —c'est à dire, dans le cadre d'un autre système de référence. » Devereux – Ethnopsychanalyse complémentariste.

En miroir de l'invention de Jackson, l'œuvre de Ey naît de la rencontre d'un concept dominant issu de la neurologie avec un modèle descriptif révolutionnaire : celui de schizophrénie, articulé par Bleuler autour de la notion de spaltung et d'oppositions binaires entre symptômes primaires et secondaires, puis entre symptômes fondamentaux et accessoires. Deux préoccupations dominent cette œuvre : le primat de la conscience comme philosophème et la volonté de délimiter le champs et la singularité de la psychiatrie, par la structuration du savoir clinique.

L'évolutionnisme et le paradigme du Dreamy State

Hughlings Jackson emprunte pratiquement tous ses concepts à l'évolutionnisme, très en vogue en 1875 en Angleterre après Spencer. Celui-ci connaissait depuis longtemps un succès considérable, puisqu'il avait créé ce concept philosophique quelques années avant même la publication de Darwin sur l'*origine des espèces*. Les termes évolution/dissolution sont directement empruntés par Jackson à Spencer, notamment à son ouvrage *Genèse de la science,* paru en 1854. Un des concepts fondamentaux de Spencer, puis de Jackson et enfin de Ey consiste à traiter l'évolution générale comme un passage de l'homogène à l'hétérogène, de l'automatique au volontaire, concept largement inspiré du courant positiviste.

La philosophie de Spencer est toute entière dirigée vers l'intégration de la matière, la dissipation du mouvement, qui caractérise la différenciation et l'individualisation et qu'il oppose à la dissolution. Ces termes seront repris par Jackson et pour certains par Henri Ey lui-même, jusqu'à leur aboutissement dans la notion «organiciste » de corps psychique [4]. Nous reviendrons plus loin sur

[4] Le mot Evolution n'existe ni chez Darwin en 1859 ni à fortiori chez Lamarck en 1809 ; c'est un concept dominant dans la première moitié du XIXème siècle, qui se concrétise cependant dans ces deux ouvrages scientifiques. La référence à l'évolutionnisme ne doit pas cacher la grande prépondérance de la thermodynamique lorsqu'on s'occupe d'évolution, notamment le second principe

ces termes. En 1985, Berrios, dans un article paru dans les *Archives of General Psychiatry* [22], restitue à Reynolds la découverte de la distinction entre signes positifs et négatifs dans les convulsions, vingt ans avant Jackson. Déjà, le grand neurologue que fut Jackson ne citait donc pas ses sources...

Bien que Jackson ait laissé son nom à une épilepsie partielle, auparavant décrite par Bravais en 1825, il a aussi créé la neuro-ophtalmologie et on peut reprendre intégralement sa description du «dreamy state»,. On peut se demander si pour Henri Ey, quelques années plus tard, le «dreamy state», *légèrement décalé vers le rêve,* n'est pas la première modélisation clinique de l'organodynamisme, repris notamment dans l'étude n°8 sur la psychopathologie du rêve et la dissolution hypnique, où le rêve est considéré comme une pensée à la fois *confuse et symbolique,* permettant d'inclure alors la découverte freudienne dans la dichotomie jacksonienne. Par ailleurs l'épilepsie, plus accessoirement l'aphasie et les accidents vasculaires cérébraux, avaient servi de références cliniques dans l'édification du modèle jacksonien. Les oeuvres complètes de Jackson seront éditées en 1931, vingt ans après sa mort [28]. On peut en économiser la lecture (ardue) en consultant, traduites dans les *Archives suisses de neurologie et de psychiatrie en* 1921, les « Croonian Lectures », conférences remarquables de clarté faites devant le Collège royal de physiologie [29].
Il est également indispensable de prendre connaissance du beau travail de Maryvonne Balan dans « *L'Information Psychiatrique* », où elle dégage chez Jackson une archéologie de certains concepts freudiens, à travers la notion *d'automatisme mental* créée par le

de Carnot et la notion d'entropie des systèmes. A ce titre, il y a un curieux rapprochement du concept d'entropie avec l'évolution de la schizophrénie fait par Henri Ey lors du séminaire de Thuir : « En tant que pathologie du changement, l'évolution schizophrénique apparaît comme essentiellement vouée à cette forme de chronicité, c'est à dire la tendance à l'irréversibilité caractéristique de ce groupe de psychotiques qui ayant perdu la capacité de changer ajoutent à cette impuissance le besoin d'inverser le mouvement jusqu'à le refuser. Oui, telle est l'entropie à laquelle le processus schizophrénique livre le système de réalité ».

neurologue[21]. Bien qu'il s'agisse d'une lecture très orientée vers sa démonstration, on y relève des correspondances directes entre Jackson et l'«esquisse d'une psychologie scientifique», chez le Freud aphasiologue, et surtout que le modèle jacksonien, qui va du neurone au langage, aura une influence considérable aux Etats-Unis, via Adolf Meyer, probablement du fait de son côté déjà très pragmatique. Adolf Meyer, avait été l'élève de Jackson à Londres [35]. Il était l'exemple parfait du glissement d'une neuropathologie à la psychiatrie, sous-tendu par un pragmatisme déjà très en vogue. Retenons que cette psychiatrie du «sens commun» était aussi un combat contre la notion de démence et contre la dégénérescence, toutes deux ayant envahi par facilité le champ de la psychiatrie. Dans le même ordre d'idées, Balan ordonne la démonstration de Jackson, en émettant l'hypothèse que l'appareil physiologique tend immédiatement à devenir un appareil psychique. Les comportements automatiques et presque «animaux» échappent, à travers la dissolution hypnique, épileptique ou d'une autre nature au primat du langage propositionnel. Ce dernier constitue le modèle supérieur du fonctionnement normal, la conscience objective qui ordonne le tout, c'est-à-dire le sommet de la hiérarchie que l'évolution a précédemment déterminée pour l'espèce. Pour faire se rejoindre la forme et le fonds, dans une démarche qui rappelle l'arrogance de la « classe spéculative » d'Auguste Comte, le modèle du langage propositionnel est représenté, pour Jackson, par le raisonnement scientifique. *L'homme de science pensant devient la norme* ; le solde de l'activité de penser est compatible avec une certaine conception de l'inconscient, d'abord saisi comme une dissolution/désorganisation au mieux «singeant» (dans la grimace comme dans l'évolution des espèces !) la conscience rayonnante..

Le modèle de Jackson doit son succès à sa simplicité, mais aussi au flou sémantique des termes qu'il emploie et qui pourront devenir autant d'auberges espagnoles pour les découvertes à venir. Jackson est adepte de la concomitance : l'état mental est soit parallèle, soit égal à l'état nerveux. Lors de chaque phénomène pathologique, il existe des symptômes négatifs et des symptômes positifs. Les symptômes négatifs sont issus de la dissolution de la conscience et des niveaux supérieurs à la lésion, les symptômes positifs sont issus de la libération des niveaux inférieurs, auparavant contrôlés et inhibés. Les niveaux inférieurs sont ceux qui, hiérarchiquement dans l'évolution, étaient autrefois prépondérants. En ce qui concerne la pathologie mentale, peu abordée par Jackson mais incluse dans son système, la dissolution de la conscience est un symptôme négatif, un *non savoir,* alors que les illusions et les hallucinations sont des symptômes positifs, un *mal savoir.* Jackson, comme Ey, fait d'ailleurs une classification hiérarchisée des dissolutions, ordonnée par la conscience et l'adaptation des conduites.

Ce modèle, à disposition pendant plusieurs décennies, va donc être repris par Ey et Rouart dans les années 1930 [2]. Auparavant, Ey dit dans la présentation qu'il fait d'une traduction de Bleuler en 1926 qu'il en a appris la psychiatrie [1]. Il ne s'agit pas, comme l'a bien rapporté Claude-Jacques Blanc en 1977, du modèle en «pile d'assiettes» jacksonien ; évolue sensiblement chez Ey dans la manière d'envisager ce qui se « désorganise », passant de la somatose, la vigilance dissoute à la conscience altérée, pour en arriver quarante ans plus tard au modèle d'un *corps psychique* qui ne veut rien négliger: ni les processus liés à la Conscience, ni le roc biologique, ni l'Inconscient [16, 17].
Comme le souligne fort justement Jean Garrabé dans sa préface de la réédition des « études », au fil du temps et dans sa fréquentation des schizophrènes, Henri Ey passe de la notion jacksonienne d'une déstructuration synchronique de la conscience à la désorganisation de l'ordre diachronique de Soi. J'emploie le mot Soi parce qu'il semble le plus proche de cette diachronie, redevenue très actuelle, et qu'il renvoie aux grandes philosophies classiques de la conscience. Ajoutons cependant qu'au-delà de ce qui serait une désorganisation confuse propre aux psychoses aiguës, devenue insuffisante dans le domaine des psychoses chroniques, s'impose

alors pour Ey *la nécessité d'harmoniser la bipolarité synchronique Jacksonienne avec la diachronie des théories de la personnalité,* la psychanalyse notamment, après que Lacan ait mis à mal la notion de processus dans sa thèse. Pour Ey et Rouart, la lésion est au départ négative : elle libère mais ne crée pas ; la neurologie sera la science des dissolutions locales, alors que la psychiatrie sera celle des dissolutions globales[5]. Jean Garrabé, dans sa préface, note que Rouart contribue en 1940 à faire de l'organicisme de Ey une référence simplificatrice de réduction au Soma, mais il s'agit aussi d'une évolution de Ey lui-même, qui passe du modèle jacksonien de la vigilance, puis de la conscience qui s'efface dans le rêve ou l'épilepsie, à la notion de «corps psychique» qui se désorganise dans les psychoses chroniques.

L'œuvre de Henri Ey développe une conception hiérarchisée de la personnalité, basée sur la biologie mais la débordant, comprenant ainsi les couches de l'inconscient instinctivo-affectif définies par Bleuler selon Jung. Il y adjoint une hiérarchie des fonctions du réel, établie par Janet avec la notion d'automatisme psychologique. La démarche anthropologique de Ey est inséparable de la nécessité pour le catalan de rassembler des théories issues de mondes divers, Freud et Janet notamment, dans un corpus théorique pris chez Jackson, *matrice du futur corps psychique et pendant de la spaltung bleulérienne.* Un des mérites de l'ouvrage de Jean Garrabé sur «Ey et la psychiatrie contemporaine» est de montrer de façon explicite cette démarche, encore reprise par Ey deux ans avant sa mort en ces termes : «Le conflit entre Freud et Janet aurait dû, si l'un et l'autre en avaient saisi l'importance et la fécondité, se résoudre par un retour à l'intuition fondamentale de Jackson » actualisée, ajoutons-nous, par le «chef-d'oeuvre de la psychiatrie» de Bleuler [26]. Jackson, Bleuler, Freud et Janet seront ainsi diversement conjugués au fil des études et de la pathologie.

[5] Souvenons nous que Henri Ey a été par la suite largement à l'origine en France de la séparation de la neurologie et de la psychiatrie.

Il y a chez Ey une volonté d'intégration de la somme des connaissances et parallèlement, dans la conception de l'être, une même visée *intégrative et téléologique* qui définit l'affection comme *« pathologie de la liberté »*. Henri Ey décrit alors une hiérarchie des dissolutions et introduit la notion d'«écart organo-clinique», concept repris récemment, entre la connaissance des mécanismes neurobiologiques et la complexité de la réalité psychique. L'écart organo-clinique entre le symptôme et la cause est présent entre des apparitions binaires multiples qui en accroissent la complexité: dissolution/réorganisation, négatif/positif, pathogénie/pathoplastie. Il s'agit, en suivant le binome bleulérien, de décrire ce qui se passe entre la dissociation et la réorganisation autistique; l'impuissance et le besoin, selon les mots de Ey. Cet écart va donc prendre de plus en plus de place, à partir d'une étiologie toujours hypothétique. Pourtant, rappelons qu'il est défini par Henri Ey (ses coauteurs, Brisset et Bernard, lui en attribuent nommément la paternité) dans la quatrième partie de son manuel consacrée aux processus organiques générateurs de troubles mentaux, c'est à dire essentiellement les démences (p.676)[6]. Lors de cette argumentation et dans une démarche proche de Bleuler, Ey reprend le modèle hypnique, où la dissolution dans le sommeil (ou dans la crise comitiale) de la vigilance permet la libération des complexes instinctivo-affectifs [3]. La conscience, dilatation de la vigilance vers la complexité, est ainsi le principe

[6] Cet écart organo-clinique, concept hôpital, est difficile à situer. Ey le définit comme l'action des fonctions psychiques libérées ou sous-jacentes à la somatose. Plus récemment il est repris par Andreasen sur le modèle de la collagénose ou de la syphilis : jusqu'à la connaissance de la cause organique, la clinique ne peut être qu'approximative. Le champ de la psychopathologie et de la compréhension ne s'ordonne qu'à partir de la méconnaissance (du théoricien) ou à la dissolution (chez le patient), ce qui renvoie à la conception de l'inconscient comme entrave à la « self-organisation », du patient, comme du thérapeute ou du théoricien probablement ! Cet écart organoclinique résume en fait une certaine conception de la réalité psychique. La psychopathologie ne peut survivre qu'en tant que fonction obscurcissante. L'écart organoclinique réside donc avant tout entre comprendre et expliquer, pour essayer d'effacer le « comprendre » considéré comme une démarche provisoire.

premier; l'existence est une totalité cohérente et articulée. Une difficulté épistémologique est esquivée, celle de la *norme*, mais s'il ne nous est pas possible ici de nous y intéresser plus avant, nous avions relevé sa présence chez Jackson au sein du raisonnement scientifique, pris comme modèle ultime du langage propositionnel. Ey évoquera aussi une hypothétique « normativité personnelle de chaque être ». Ainsi la maladie est une perturbation génétique d'une «self-organisation», très orientée vers l'adaptation, Ey comprenant la conscience comme la forme d'organisation autochtone du sujet, « devenir conscient », dont la dynamique est toujours liée à l'existence d'une actualité et d'une réalité exigeantes [7]. Il existe de ce fait un glissement de la notion de Vigilance, propre à la neurologie, vers la Conscience ; cela permet alors une philosophie de la clinique, dans une perspective vitaliste.

Henri EY, Le néo-Jacksonisme et le primat de la conscience

Chez Henri Ey, la maladie mentale est définie dans toutes ses formes et à tous ses degrés comme une affection de l'infrastructure somatique, qui altère et fait régresser la superstructure psychologique à un niveau inférieur, ou à une phase antérieure de son développement [6]. Jackson n'est certes pas loin, mais Spencer non plus, dans cet abord évolutionniste.
Ey se servira souvent de l'organodynamisme comme « lit de Procuste » où, à travers les articles, les discussions de Bonneval en 1946 sur la causalité psychique, le séminaire de Thuir en 1975 [12] ou la réédition argumentée des principes du néo-jacksonisme parue la même année [13], il reprend à son compte Hippocrate, Baillarger, Moreau de Tours, Ribot, Janet, Bleuler, Kretschmer, Meyer, Claude (son maître), Monakof, Mourgue ; mais aussi Jaspers, Wyrsch, Van Bertallanffy, entre autres ! Il faut répéter

[7] De là l'ambiguïté de l'attribut « civilisateur » donné par Lacan à Ey : civiliser les savoirs en les ordonnant, civiliser le patient dans la norme.

qu'une des grandes causes du succès du modèle jacksonien tient au fait que l'on peut s'accommoder de l'opposition binaire des mots «positif et négatif», sans pour cela s'embarrasser de la définition des antinomies cliniques originaires.

La schizophrénie est au départ, pour Henri Ey, une non-intégration dans le principe de réalité, une maladie dysgénétique qui exige - comme chez Bleuler - une somatose comprenant dans son expression clinique une part négative et une part positive. Henri Ey reviendra en 1946 sur le modèle de Jackson, appliqué à la conception bleulérienne de schizophrénie [4]. En 1975, il reprendra aussi très largement dans sa critique d'une certaine psychanalyse l'argument de Jaspers sur une herméneutique qui, à force de vouloir tout comprendre, finit par ne rien expliquer.

On sait que l'argument retourné sera opposé à la neurobiologie, qui à force de vouloir tout expliquer, finit par ne plus rien comprendre.

Mis à part le traité des hallucinations, ouvrage considérable, l'étude psychiatrique n°7 offre une présentation très cohérente et appliquée des conceptions jacksoniennes de Ey. Les troubles négatifs y sont dits de déficit et les troubles positifs constituent un travail réactionnel de reconstruction et de réintégration autour des possibilités subsistantes, cela dans le domaine des psychoses comme dans celui des névroses. L'inconscient est donc d'abord un inconscient de *dissolution* [8].

---

[8] Henri Ey va même en 1966, dans un petit texte ronéoté, jusqu'à ramener d'abord la globalité du trouble psychique au registre de la conscience : « Ainsi, l'exposé des « troubles de la conscience en psychiatrie » nous a conduit non pas à étudier une espèce de troubles mentaux, mais la généralité même du désordre de l'être conscient qui est l'objet même de la psychiatrie. Tel est, en tout cas, le sens de la « conception organo-dynamique de la psychiatrie » qu'il me paraît indispensable d'opposer à une conception purement psychodynamique des maladies mentales. Car elle est centrée sur la désorganisation de la conscience au sens large du terme et non pas sur la notion d'organisation de l'inconscient, notion qui n'a justement pas de sens, si au désordre de l'inconscient n'est pas opposé l'ordre de l'être conscient chez l'homme normal, c'est-à-dire l'ordre qui s'est perdu aux divers niveaux de sa désorganisation chez l'homme malade mental – chez l'homme devenu plus ou moins inconscient sur le chemin qui va de la veille au sommeil (pathologie du champ de la conscience) ou qui est inconscient de sa propre

Encore faut-il tempérer ce terme, que Ey emprunte à Pradines [1]. La pensée de Ey évolue en s'enrichissant et en se complexifiant, mais en demeurant fidèle à ses conceptions originaires. Au fur et à mesure qu'il s'engage dans la réflexion qui va aboutir à son livre sur la «Conscience», il se repositionne par rapport à Freud, puis Lacan. Dans son intervention au VIe colloque de Bonneval sur l'inconscient [7], les lois internes du fonctionnement de l'inconscient sont naturellement reconnues (comme «complexes» à l'instar de Bleuler et de Jung), mais la critique insiste sur la part congrue faite à la conscience dans l'inconscient «parmenidien». Le modèle reste le rêve, «clé de toute l'organisation de l'être psychique», défini non comme le gardien du sommeil mais «son prisonnier dans la déstructuration de la conscience». Si la chute de l'expérience dans l'imaginaire est alors inséparable de la définition graduelle de l'expérience pathologique, c'est lors d'une désintégration de l'articulation de l'être psychique dans le cadre de l'expérience. Dans ses derniers textes, Ey redéfinira de manière imagée cette notion appliquée à la schizophrénie, où la dissolution-dislocation est définie comme une « impuissance » et la reconstitution d'un monde autistique comme un «besoin ».

Claude-Jacques Blanc reprendra cette conception d'une autre manière [17], sous la forme de la critique d'un inconscient qui par lui-même serait autoconstructif, et phagocyterait la totalité de la psyché sur le modèle du Ça de Groddeck, amplifié par une surthéorisation de l'inconscient, le Structuralisme et Lacan [30]. Cet aspect expansionniste d'un inconscient coupé des amarres du principe de réalité, qui devient processus refoulant par attraction automatique, est en effet très largement lacanien ; il confondrait dans un même mouvement l'élaboration théorique et le processus pratique. Nous y reviendrons lorsqu'il nous faudra expliquer la disparition de l'organodynamisme, mais notons déjà qu'il s'agit

personne (pathologie du Moi aliéné). Les troubles de la conscience en psychiatrie correspondent à une des deux catégories d'inconscience, qui elles-mêmes correspondent aux deux modalités fondamentales de l'être conscient » [9] peut-être là d'une position inéluctable du savoir psychiatrique et du pont qu'il lance avec le monde, face à la rupture schizophrénique [9].

Retenons aussi que Henri Ey revient dans l'étude n°7 sur la valeur discriminante des thérapeutiques et sur la force du thérapeute qui s'oppose aux effets de là dissolution, avec une inflexion qui évoque fortement le traitement moral [6]. L'article de Claude-Jacques Blanc, en 1977, appelle à l'intégration dans le modèle organodynamique des études sur les troubles de la conscience et des troubles biologiques [15]. Cet article, de très grande clarté, anticipe les directions essentielles que vont prendre ensuite les études sur la schizophrénie, notamment dans les pays anglo-saxons. Tout en regrettant la faiblesse d'une certaine recherche cognitiviste dans la France psychanalytique de l'époque, il y avait chez le maître comme chez son élève le pressentiment de certaines directions modernes de la recherche. Le déplacement allusif d'alors entre schizophrénie, paranoïa et psychose, permettait d'oublier soma et morbus. Revenus avec les progrès de la neurobiologie, sans doute provoquent ils dans les cieux «le rire énorme de Henri, en son paradis des théoriciens de l'esprit» (Blanc et Birenbaum [17]).

[9] On pense à ce que dit Lacan dans la lettre volée : « si ce que Freud a découvert et redécouvre d'un abrupt toujours accru a un sens, c'est que le déplacement du signifiant détermine les sujets dans leurs actes, dans leur destin, dans leur refus, dans leurs aveuglements, dans leur succès et dans leur sort, nonobstant leurs dons innés et leur acquis social, sans égard pour le caractère ou le sexe, et que bon gré mal gré suivra le train du signifiant comme armes et bagages, tout ce qui est du donné psychologique ». Plus loin, de manière plus poétique : « tu viens agir quand je t'agite au gré des liens dont je noue tes désirs, etc… ». La critique de Ey pourrait être comparée, inversée, à celle de Ricoeur vis-à-vis de la conscience, prise comme « lieu » dans la topique des instances et non comme herméneutique différente, ouvrant la voie à une complémentarité nécessaire des abords théoriques.

Des jacksonismes bien différents

Avant d'examiner le devenu international du jacksonisme, deux questions liées méritent d'être posées : pourquoi le modèle organodynamique n'a-t-il guère survécu en France à Henri Ey, et pourquoi l'œuvre de ce dernier est elle peu connue dans les pays anglosaxons ?
La réponse à la première question réside probablement dans le succès du modèle paranoïaque des psychoses avec Lacan et la force attractive de l'ICS dans les années 70. Le modèle paradigmatique des psychoses chez Henri Ey est beaucoup plus tendu vers la complexité schizophrénique, le champ des délires chroniques non schizophréniques ne s'écartant cependant pas d'une désorganisation initiale *a minima,* qui n'entraînerait pas une réorganisation autistique de la personnalité (1955). On peut en rapprocher la distance qui existe chez Jaspers entre le processus physicopsychotique et le processus psychique du paranoïaque. Quoi qu'il en soit, le modèle psychanalytique des psychoses est devenu «la» paranoïa et Schreber lui-même a été tenu d'endosser la tenue diagnostique adéquate. A travers quelques pages tracées au cordeau, *dans Psychiatrie et connaissance,* Georges Lantéri- Laura montre que la démarche anthropologique de Henri Ey se base d'abord sur une dissolution de l'organisation et que la notion de structure du délire, souvent évoquée par Ey dans ses écrits, est issue de la théorie de la forme et n'a rien à voir avec le structuralisme [32]. Cette distinction est capitale au regard de l'histoire des concepts, mais la notion de structure n'aurait probablement pas eu tant de retentissement en Psychiatrie, jusque dans le langage quotidien, si dans le mot ne s'étaient rejoints des concepts fort différents : « bonne forme » du diagnostic, puis structure analytique, le tout recréant, par glissement sémantique le processus initialement banni... Ensuite, la notion de déficit, de « manque à penser » devint suspecte, avec l'effort considérable de rapprochement entre le soignant et le sujet malade dans la psychiatrie de Secteur. En France, la génération des années 70 a

fait un pari quasi pascalien sur le «parlêtre». La notion de déficit évoquait la démence, l'incurabilité et l'asilification. La notion de processus, mise à mal par la thèse de Lacan dans les paranoïas, où la participation somatique appelait immédiatement le modèle neurologique de la démence «fourre-tout», anticipait la causalité de la maladie dans une hypo-fonctionnalité globale de tout et de n'importe quoi, fondamentalement imprégnée de dégénérescence ; le fameux « caput mortuum » évoqué par Jules Falret ou Henri Ey . Il est aisé de comprendre la raison pour laquelle Henri Ey est peu cité dans les pays anglo-saxons : seul l'ouvrage *La Conscience a* été traduit en anglais. Il existe maintenant une tendance que j'appellerai «anglosaxophonisante», où la vérité doit sortir d'une langue étrangère, qui traduit peut être une grande méfiance du clinicien envers le langage du patient de sa propre ethnie ! La caricature de cette situation réside dans le fait que les étudiants ou chercheurs français se servent de bibliographies anglo-saxonnes, dont sont absents les travaux publiés en français, y compris ceux de Ey.

Les années 1970 ont vu s'affronter deux générations : celle du primat de la conscience issu de l'étude des schizophrénies, très liée à l'histoire de l'institution asilaire, et la génération des psychiatres en formation, sujets du Divan et du Secteur, alors qu'émergeaient dans le années 80 le sujet de la science, les sciences cognitives, neurobiochimiques et l'imagerie médicale. Le sujet de *La Conscience de* Henri Ey, où la pathologie selon l'auteur est une «entrave à la liberté», devait fortement en pâtir. A ma connaissance dans les revues anglosaxones, seul G.E. Berrios, de Cambridge, fait état en 1985 de l'oeuvre de Henri Ey, dans un article consacré aux origines des conceptions néo-jacksoniennes dans les *Archives of General Psychiatry.* Ey, comme beaucoup d'auteurs français, passe dans le registre de la philosophie [22]. On constate ensuite une facilité d'utilisation clinique très large des concepts jacksoniens, qui veulent rattacher la psychiatrie à la neurologie. Berrios évoque cette facilité clinique d'utilisation des termes jacksoniens, qu'il qualifie de «descriptive device», auquel on pourrait ajouter l'emploi du terme «déficit» qui appauvrit autant la clinique que l'avait fait le terme «un - psychotique» auparavant. Soit dit en passant, il faut y voir, à mon avis, la volonté d'ordonner le langage et les conceptions que l'on emploie, surtout s'il s'agit de schizophrénie, dans un monde théorique coordonné et homogène passant par un signifiant clé qui situe l'interlocuteur dans son rapport au patient, mais c'est une autre histoire...

Les conceptions jacksoniennes nous reviendront donc, après avoir bu dans l'Atlantique les sources du Léthé, avec la force de l'oubli. La querelle s'efface au nom du consensus dans lequel la référence historique, ici Jackson, n'est pas un rappel de l'histoire, mais tout au contraire son effacement. La démarche est essentiellement heuristique. C'est une réduction à des modèles d'abord simples et binaires pouvant expliquer certains aspects du fonctionnement de l'activité de penser schizophrénique, avant leur vérification par des protocoles expérimentaux. Elle est rappelée par Jean Garrabé dans son livre sur l'histoire de la schizophrénie [25] et a fait l'objet d'une publication ordonnée par Lagomarsino dans la revue argentine *Acta* [31]. Soulignons d'ailleurs que cet auteur ne cite que des revues anglo-saxonnes, hormis quelques articles hispanophones. Pourtant, Henri Ey a beaucoup publié en espagnol..

C'est à la fin des années 70 qu'apparaissent de nouvelles technologies, au titre de l'imagerie cérébrale ou de l'étude du métabolisme des neuromédiateurs, permettant de nouvelles recherches. La constatation de changements structuraux dans le cerveau des schizophrènes fait évoquer un processus d'atrophie cérébrale à Johnstone et Crow ; les effets des neuroleptiques et des études de suivi et de pronostic aboutissent aux types 1 et 2 de Crow en 1980, se rapprochant des symptômes positifs et négatifs de Jackson. Nancy Andreasen redéfinit, en se référant à Crow et à d'autres, des symptômes positifs et négatifs dans une perspective assez vaguement jacksonienne, aboutissant aux échelles traduites en français. Comme le rappelle Andreasen, la notion de symptômes négatifs a d'abord été prépondérante aux Etats-Unis. Andreasen redéfinit comme négatifs les symptômes bleulériens primaires [18, 19], dont elle dit qu'ils bénéficient d'un renouveau («enjoying a renaissance») après que les symptômes de premier rang de Kurt Schneider, repris du côté des symptômes positifs, aient conquis le DSM III, via les RDC, du fait de leur clarté toute pragmatique : soit ils sont présents, soit ils sont absents. Il est vrai que les symptômes bleuleriens sont peu adéquats à une transposition métrologique. Le modèle jacksonien d'Andreasen a bénéficié d'un effet de mode important ; il est surtout employé maintenant comme outil métrologique dans les protocoles d'expérimentation de neuroleptiques [20]. On mesurera, en comparant les textes cliniques de Henri Ey parus initialement dans *l'Encyclopédie médico-chirurgicale* et la lecture de la nomenclature PANSS, l'amputation de la pensée clinique qui peut s'opérer si la critériologie prétend se suffire à elle même [10].

Carpenter, en 1988, avancera la notion d'un syndrome déficitaire pur dans la schizophrénie. Chez Crow, les types I et II sont deux entités syndromiques séparées qui répondent à une différence de causalité; chez Andreasen les regroupements sont des extrêmes sur un continuum, alors que Carpenter est soucieux de définir un syndrome déficitaire indépendant des effets des thérapeutiques, de

[10] La bipolarité jacksonienne a été par la suite reprise de multiples manières dans le monde anglo-saxon, avec la réintroduction des symptômes bleulériens redivisés en deux types de troubles du cours de la pensée : la cohérence et la logique de la pensée formelle introduite dans le syndrome positif et la réduction déficitaire et quantitative de la pensée dans le syndrome négatif. S'en sont suivies de nombreuses échelles, Andreasen, Crow, Abrahams et Taylor, Lewin, Pogue-Gueile, entre autres Adolf Meyer, neurologue jacksonien puis psychiatre, a imposé un pragmatisme jacksonien aux Etats Unis durant de nombreuses années, alors qu'en France le parlêtre de Lacan introduisait un bouleversement considérable, lorsqu'il s'agissait d'abord d'écouter. Cependant, on ne peut s'empêcher de noter que certains auteurs ont dû une partie de leur notoriété à la répartition en symptômes positifs et négatifs, comme s'il s'agissait de retrouvailles avec Jackson, Ey ayant été alors totalement et scandaleusement effacé.

la dépression ou du milieu ambiant. Ce syndrome aurait alors une nature processuelle indépendante. Mais l'auteur a l'honnêteté du doute et présente, à mon avis, un modèle plus précis de recherche, sans réduire la totalité du destin schizophrénique à ce qu'il propose. De la sorte, l'hypothèse de recherche, lorsqu'elle s'applique à la clinique, se heurte elle-même à la difficulté d'une causalité reproductible ou modifiable sur le plan expérimental. Elle a immédiatement tendance, sur le modèle jacksonien, à devenir modèle, paradigme puis *epistémè,* en tout état de cause description clinique suffisante : l'hypothèse psychophysiologique devient un appareil psychique ou même un modèle anthropologique, en se développant comme fiction comblante.

De la physiologisation des doctrines à la métaphorisation des concepts [11]

Dans le livre de C. Lévy-Friesacher [34], on constate un mouvement propre aux relations entre théories neurologiques et psychiatriques qui peut, *mutatis mutandis*, éclairer les rapports entre Jackson et Ey et illustrer notre propos. A travers le concept d'amentia, ou confusion mentale hallucinatoire, Théodore Meynert élabore un modèle explicatif proche de celui de Jackson, que ses contemporains appelleront une «mythologie cérébrale». Meynert définit, lui aussi, une hiérarchie des fonctions nerveuses entre cortex et centres sous-corticaux, facteurs anatomiques et processus physiologiques.

Il lui sera reproché par Forel et Kraepelin de «vouloir meubler et habiter l'édifice (...) avant que les fondements ne soient établis de manière inébranlable». A propos du même tableau clinique, le passage de l'amentia au rêve chez Freud débouchera sur la notion de régression topique en déplaçant légèrement le point de vue, l'angle de visée sur le syndrome. Le pôle hallucinatoire et désirant

[11] Ce double mouvement de physiologisation et de métaphorisation, termes que j'emprunte à Fedida et Levy-Friesacher, est en fait un des aspects de processus plus généraux dont je fais état dans ce volume [37-38].

viendra au premier plan, dévaluant alors la notion de désorganisation de la vie associative, pierre de touche de la théorie de Meynert.. Ce mouvement identique à deux théories contraires illustre une *métaphorisation des concepts* (Fedida) nécessaire à la construction de l'appareil psychique comme fiction. Le glissement topique du regard sur un syndrome est un mécanisme habituel de formation d'un nouveau modèle [38]. On constate un mouvement identique chez Henri Ey, qui part lui aussi d'une mythologie cérébrale binaire empruntée à Jackson et se doit de pouvoir répondre à la complexité de la vie psychique, ainsi qu'à la profusion des théories qui en répondent. La notion de *corps psychique* devient cette métaphorisation nécessaire, dont on constate qu'elle rassemble en deux termes la dualité psyché-soma, en l'inversant. Le corps psychique est bien cette métaphore indispensable qui débouche, en regard du destin du schizophrène, sur une conception générale de l'appareil psychique. Les termes du débat sont repris de manière détaillée par Jean Garrabé [26] qui insiste sur la confusion malheureuse ou mécréante, de toute façon simpliste quant à cet «organo» de l'organodynamisme, entre l'organe malade, ici le cerveau, et l'organisation de la vie au sens de l'organicisme de Janet. Que nos maîtres nous pardonnent, mais nous pensons que dans la démarche anthropologique et dans la construction de l'organodynamisme, comme «poulpe stoïcien de la psyché de Chrysippe» (Blanc, Birenbaum [17]), se trouve la nécessité, bien comprise, de construire un modèle qui s'accommode des glissements sémantiques entre les trois niveaux assignés par le vocabulaire de la philosophie de Lalande au mot organicisme: organe, cerveau, organisation de la vie, tout comme il faut passer de l'évanouissement de la vigilance, dans le «dreamy state», à la dissolution de la conscience dans les schizophrénies, ou même à la désorganisation de la liberté de l'humain dans les psychoses. Mais peut-on faire autrement lorsqu'il faut embrasser la complexité psychique et ses difficultés conceptuelles ?

Lorsque Henri Ey s'intéresse à l'«homme dans son existence en tant que développement de sa liberté», il développe une *ontologie* dont les tenants essentiels, les principes de développement se trouvent dans la pathologie considérée d'abord comme entrave à la liberté. Celle ci n'est pas constitutive et « spinoziste » ; elle se constitue dans les rapports complexes entre toutes les instances du corps psychique, son intentionnalité et l'actualité du monde, y compris le monde intérieur.

Dans un petit texte essentiel dont la bibliothèque Sainte-Anne garde une photocopie[12], Henri Ey explique sa méthode : «Les structures opérationnelles de la vie psychique se confondent avec l'épistémologie génétique du savoir» [10]. Ce constat se fait, selon la tradition française, en élaborant un modèle de la vie psychique à partir de la psychopathologie. La psychopathologie devient la clé d'entrée de la connaissance de l'homme.
Dans cette démarche, il faut passer du modèle en «pile d'assiettes» de Jackson et du paradigme du « dreamy state », de l'avoir-épilepsie à la complexité de l'être-schizophrène, pour aboutir au «méta-modèle auquel chacun aspire» (C.-J. Blanc [16]). La démarche de Ey reconstruit, à travers la théorie, le monde disloqué du schizo ; on voit apparaître au fil du temps la notion de corps psychique, défini désormais métaphoriquement comme la «région de l'être où se passent la logique du vivant et la dialectique du sens». Comme l'expose Jean Garrabé dans son introduction à l'édition des textes de Ey sur la schizophrénie, c'est par un processus continu d'intégration d'apparitions binaires de plus en plus complexes que Ey passe de l'organicisme médical à l'organicisme philosophique et de la somatose au corps psychique. S'il faut situer Ey comme organiciste, c'est dans une conception organisée et intégrative de l'existence. L'organicisme de Ey nécessite aussi *une organisation et une intégration parallèles des*

[12] On sait qu'il s'agit là du processus par lequel s'érige un mythe fondateur, trouvé par hasard !

théories psychopathologiques disponibles, même si la notion de «corps psychique» devient un syncrétisme un peu commode.
L'insistance de Henri Ey sur la chronicité du processus schizophrénique est corrélative à sa doctrine, car elle sous-tend la possibilité d'une réorganisation durable de la personnalité à travers le monde autistique, non une dissolution passagère du corps psychique. Mais cette chronicité et la théorie qui l'accompagne sont propres à la permanence du monde hospitalier d'alors, à la fréquentation stable et répétée qui l'accompagne. Le «cas Henriette» d'Henri Ey, publié dans les textes réunis par Jean Garrabé, est illustratif. Toute l'histoire de la psychiatrie montre qu'il faut ensuite de véritables révolutions pour que la description d'un simple rapport clinique accepte d'être modifié et qu'une nouvelle possibilité apparaisse[13]. Cette vérité forte se doit d'être soulignée, comme un résumé de la descendance d'une rencontre avec un patient.
Il faut bien s'accommoder du peu de cohérence interne de la psychiatrie quant aux modèles qu'elle découvre ou initie. Nous venons de parler du décalage du regard, qui se fait souvent à travers un cas princeps, en déplaçant les limites nosologiques du syndrome observé. Freud et Meynert parlent de la même entité, mais celle-ci recouvre à la fois la possibilité de la confusion mentale et de la désagrégation des associations, la bouffée délirante hallucinatoire et l'irruption du fantasme de désir. A partir de cela, le modèle peut suivre deux voies différentes dans sa généralisation : une «physiologisation de la psyché» ou, tout au contraire et plus généralement, une «métaphorisation de l'hypothèse scientifique». C'est donc le plus souvent le déplacement du point de vue, de l'angle de visée qui aboutit aux déplacements des limites nosologiques et crée le nouveau modèle. Il n'y a jamais d'innocence athéorique dans ces mouvements et rarement des révolutions, depuis Jean-Pierre Falret et le passage à

[13] Cf. sur le pouvoir d'une observation confére le chapitre « La personne de moi-même ».

la notion de maladie mentale. A la discontinuité des découvertes s'ajoute alors la récurrence des problèmes doctrinaux.

Tel Lhermitte qui disait à l'époque du modèle jacksonien qu'il n'était guère nécessaire à la neurologie, on pourrait se dire : mais à quoi cela sert-il ? Probablement à rien, mais on ne peut s'en passer, pourrions-nous répondre. Au-delà de cette pirouette, on ne peut oublier la nécessité de pouvoir imaginer le patient comme un tout-pensant, une matière vivante en opposition au nominalisme, à l'aspect statique des descriptions syndromales ou métrologiques, ou même à l'herméneutique interminable et sophiste d'une certaine psychanalyse. Cela signifie, en regard, la nécessité d'une curiosité du clinicien qui le protège des facilités de vocabulaire que le consensus, la fidélité interjuge ou la terminologie d'école tendent à promouvoir, dans des modèles nécessairement réducteurs, orientés vers la recherche puis transposés dans la clinique quotidienne [27].
Les symptômes des schizophrénies deviennent chez Ey les moteurs d'une conception globale de l'être, «psychobiologique, néovitaliste et téléologique», comme le dit Claude-Jacques Blanc, dont la notion de «corps psychique» est la résultante métaphorique, par expansion de la notion de vigilance. Le modèle néo jacksonien est un moyen pour Henri Ey, «entré en psychiatrie» avec Henriette, d'intégrer tout autant la complexité psychique que la complexité des théories, la désintégration du «corps psychique» et la découverte freudienne. Tout au contraire, il a tendance à redevenir une réduction binaire neurologique par «physiologisation» excluant la psychopathologie, lorsqu'il glisse de l'hypothèse de recherche neurobiologique à la clinique [34]. Les symptômes positifs accessoires ne sont alors que de «libération» et le champ de la compréhension s'efface derrière celui de la causalité linéaire, hypothétique ou imaginaire. Chez Henri Ey, il existe un souci intégratif qui dépasse naturellement, dans le modèle organodynamique, la clinique des schizophrénies pour aboutir à une conception naturaliste de l'«ordre architectonique du drame de

la vie». Cela fait de lui le dernier philosophe de la psychiatrie, probablement parce qu'il était le dernier à pouvoir en saisir la totalité dans une œuvre ordonnée.

Bibliographie

[1] 1926 : Traduction résumée de l'ouvrage de Bleuler *Dementia praecox oder gruppe des Schizophrenien*, suivi de la conception d'Eugen Bleuler et « des principes de H. Jackson à la psychopathologie d'Eugen Bleuler ».

[2] 1936: « Essai d'application des principes de Jackson à une conception dynamique de la neuropsychiatrie », avec Julien Rouart, préface de H. Claude, *L'Encéphale,* 1938, 1, nov., pp. 313-356 ; 2, pp. 30-60.

[3] 1940: *La conception d'Eugen Bleuler* (publié avec *Dementia praecox ou groupe des schizophrènes,* Eugen Bleuler), Epel-Grec, Paris, 1993.

[4] 1946 : «Des principes de H. Jackson à la psychiatrie d'Eugen Bleuler», *Congrès des médecins aliénistes et neurologistes,* Genève et Lausanne, 23-27 juillet.

[5] 1946 : ROUART **(J.),** Avec BONNAFE (L), FOLLIN (S.), LACAN (J.)- *Le problème de la psychogénèses des névroses et des Psychoses,* Colloque de Bonneval, Desclée de Brouwer, Paris 1977.

[6] 1952*: Etudes psychiatriques* n°7 *et 8,* 2ème édition, Desclée de Brouwer, tome 1.

[7] 1960: « Le problème de l'inconscient et de la psychopathologie » *; in L'inconscient,* VI, Colloque de Bonneval, Paris, Desciée de Brouwer, 1966.

[8] EY (H.) *: La Conscience,* PUF, Paris, 1963.

[9] *De la notion de troubles de la conscience à l'esquisse d'une théorie des rapports de la désorganisation de l'être conscient avec la pathologie cérébrale,* Brochure ronéotée, 58 pages, Bibliothèque médicale Henri-Ey, Sainte-Anne, Paris.

[10] EY (H.) : «Ontologie du corps psychique», *Totus Homo, 3* (3), 197 1, pp. 92-94.

[11] EY (H.) : *Traité des hallucinations,* Masson, Paris, 1973, 2t.

[12] 1975 : *La notion de schizophrénie,* Séminaire de Thuir, Desclée de Brouwer, Paris, 1977.

[13] *Des idées de Jackson à un modèle organodynamique en psychiatrie,* Toulouse, Privat, 1975.

[14] EY (H.) : *Schizophrénie. Etudes cliniques et psychopathologiques,* préface de Jean Garrabé, Les Empêcheurs de penser en rond, Synthélabo, Le Plessis-Robinson, 1995.

[15] « Hommage à Henri Ey », *L'Evolution Psychiatrique, 42,* 1977, numéro spécial.

[16] BLANC (C.J.) : « Traité des hallucinations de Henri Ey. Déconstruction, réévaluation et refonte du savoir psychiatrique », *L'Evolution Psychiatrique, 36,* 1, 1971, pp. 141- 190.

[17] BLANC (C.J.), BIRENBAUM (J.) : « Henri Ey, théoricien de la conscience (...) », *Psy. Fr.,* 1, 1996, pp. 33-46.

[18] ANDREASEN (N.C.) : « Negatives symptoms in schizo, définition and reliability », *Arch. Gen. Psychiatry, 39,* 1982, pp. 784-788.

[19] ANDREASEN (N.C.) : « Positive and negative symptoms and Jackson », *Arch. Gen. Psychiatry, 42,* 1, 1985, pp. 95-97.

[20] ANDREASEN (N.C.): « Diagnostic, évaluation et substratum neuropathologique de la schizophrénie », *Triangle, 34,* 12,1994, pp. 5-9.

[21] BALAN (B.) - « Les fondements psychologiques de la notion d'automatisme mental chez John Hughlings Jackson », 1ère partie: « Automatisme neurologique et automatisme mental », *L'Information Psychiatrique,* 66, 6, 1989, pp. 609-619 ; 2ème partie : « Conscience objective et moi mécanique », *L'Information Psychiatrique, 66,* 8, 1989, pp. 823-832 -,3ème partie: «Activité prépositionnelle et fonction symbolique », *L'Information Psychiatrique, 66,* 10, 1989, pp. 49-61.

[22] BERRIOS (H.) : « Positive and negative symptoms and Jackson », *Arch. Gen. Psychiatry, 42,* 1, 1985, pp. 95-97.

[23] DEVEREUX (G.) : *Ethnopsychanalyse complémentariste,* Flammarion, Paris, 1972.

[24] FLAUMM, ANDREASEN (N.C.) - « Diagnostic criteria for schizophrenia and related disorders : options for DSM IV », *Schizophr. Bull.,* 17, 199 1, pp. 133-156.

[25] GARRABÉ (J.) : *Histoire de la schizophrénie,* Paris, Seghers, 1992. [261 GARRABÉ (J.): *Henri Ey et la psychiatrie contemporaine,* Les Empêcheurs de penser en rond, sous presse.

[27] HARDY BAYLE (M.-C.), OLIVIER (V.), SARFATI (Y.), CHEVALIER (J.-F.) : « Approches contemporaines de la clinique des troubles schizophréniques », *Encycl. méd.-*chir., Psychiatrie, Elsevier, Paris, 37, 1996, 282-A-20.

[28] JACKSON (J.H) " Selected writings. On epilepsy and epileptiforin convulsions. J.Taylor, Hodder and Stonghton », *On temporary disorders after epileptic paroxysme,* 1931, pp. 308-317.

[29] JACKSON (J.H.): « Croonian Lectures », *Archives suisses de neurologie et psychiatrie, 1921.*

[30] LACAN (J.) *Ecrits,* Seuil, Paris, 1966.

[31] LAGOMARSINO (A.): « Sintomas positives y negativos de la esquizofrenia », Buenos Aires, *Acta,* 41, 2, 1995, pp. 141-147.

[32] LANTÉRI-LAURA (G.) : *Psychiatrie et connaissance,* Paris, Sciences en situation, 1991.

[33] LANTÉRI-LAURA (G.), TEVISSEN (R.) : « Historique des délires chroniques et de la schizophrénie », *Encycl. méd. -chir.,* Psychiatrie, 37, 1996, 282-C- 10.

[34] LÉVY-FRIFSACHER (C.) : *Meynert-Freud, l'amentia,* PUF, Paris, 1983.

[35] LIDZ (Th.) : « Adolf Meyer, Psychologie et psychiatrie dynamique », *Confrontations psychiatriques, H,* 1973, pp. 163-181.

[36] POSTEL (J), QUÉTEL (C.) : *Nouvelle histoire de la psychiatrie,* Toulouse, Privat, 1983.

[37] TRÉMINE (T.) : « Pour une approche différente des modèles en psychiatrie (les contrats du pathologique) », *L'Information Psychiatrique,* 72, 9, 1996, pp. 871-879.

[38] TREMINE (T.) : « Aperçu anthropologique sur l'évolution des conceptions psychiatriques de l'angoisse », Paris, *Les Cahiers de psychiatrie, 1997.*

TABLE DES MATIERES